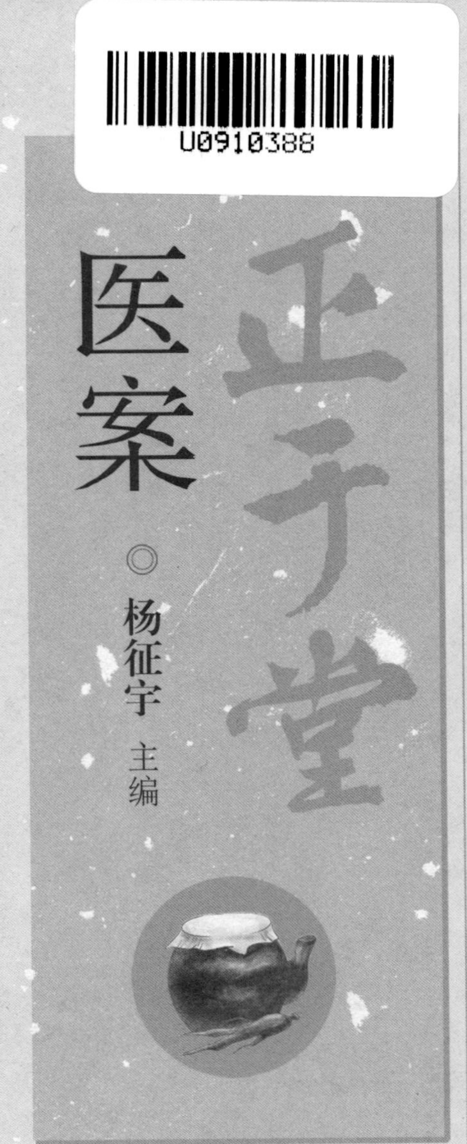



# 正于堂医案

◎ 杨征宇 主编

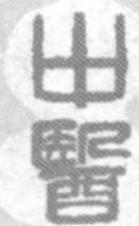

CTS K 湖南科学技术出版社·长沙

# 《正于堂医案》编委会

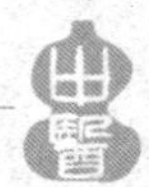

主　　编　杨征宇
副 主 编　刘　洋
编委会成员　肖国庆　曾梅芳　姚　军　林　瑛　周　敏

# 自序

诊籍始于淳于公，年移代革，即今之医案。历代诸贤，颇多发挥，时至今日，浩如烟海，如璀璨之明珠，种色夺目。余一布医，充数杏林，三十余载，偶有所获，则记录在侧，供茶余饭后之回味，鄙俚俗文，难登大雅，怎敢付梓，贻笑大方？伏念医者仁心，志存救济，至诚至切，何惧非议？且愚者千虑，或有一得；竹头木屑，亦备急需。若能“上疗君亲之疾，下救贫贱之厄”，岂非幸事？况它山之石，可以攻玉，扬子之师，谁云不至？故集余所录，重加整理，删繁就简，依次编排，凡八十一例，刊为是书。

# 前言

为更好地挖掘整理名老中医临证经验与学术思想，服务于临床，我院依托杨征宇名中医传承工作室，组织相关专家，对其日常临证医案进行归类整理，遴选出有代表性的部分医案，依次编排，名《正于堂医案》。

《正于堂医案》精选医案八十一例，涉及内、外、妇、儿等临床各科多种疾病的中医诊治，比较全面客观地反映了杨征宇教授的学术思想及辨治经验。特别是按语部分紧扣经典、剖析透彻。对我们中医工作者有很好的启迪作用，值得一读。

由于编写时间仓促，加之编者水平有限，错谬之处，恳请同道斧正。

编者

# 目 录

1 神经性遗尿（遗尿）案 ……………………………………………（01）
2 慢性充血性心力衰竭口渴（消渴）案 ………………………………（02）
3 慢性结肠炎（气利）案 ……………………………………………（03）
4 急性脑梗死并腹满（痰饮）案 ……………………………………（04）
5 功能性消化不良（腹满）案 ………………………………………（05）
6 肋间神经痛（胁痛）案 ……………………………………………（06）
7 腰椎间盘突出症（肾着）案 ………………………………………（07）
8 三叉神经痛（头痛）案 ……………………………………………（08）
9 冠心病（胸痹）案 …………………………………………………（09）
10 功能性子宫出血（崩漏）案…………………………………………（10）
11 痛风（热痹）案………………………………………………………（11）
12 功能性发热（内伤发热）案…………………………………………（12）
13 感冒（太少合病）案…………………………………………………（13）
14 神经衰弱症（寒疝腹痛症）案………………………………………（14）
15 非化脓性中耳炎（耳闭）案…………………………………………（15）
16 眩晕症（眩晕）案……………………………………………………（16）
17 失眠（不寐）案………………………………………………………（17）
18 慢性支气管炎（咳嗽）案……………………………………………（18）
19 顽固性呃逆（噫）案…………………………………………………（19）

20　消化性溃疡（胃痛）案 …………………………………………… (20)
21　神经性尿频（尿频）案 …………………………………………… (21)
22　绝经期前后诸证（不寐）案 ………………………………………… (22)
23　血管性痴呆（狂症）案 …………………………………………… (23)
24　颈椎病（柔痉）案 ………………………………………………… (24)
25　急性胆囊炎（热实结胸证）案 ……………………………………… (25)
26　中风恢复期舌根痛（舌根痛）案 …………………………………… (26)
27　自主神经功能紊乱（漏汗症）案 …………………………………… (27)
28　胆石症术后（呕吐）案 …………………………………………… (28)
29　功能性胸痛（胸痹）案 …………………………………………… (29)
30　颈椎病（项痹）案 ………………………………………………… (30)
31　神经官能症（阳虚饮动）案 ………………………………………… (31)
32　心神经官能症（心悸）案 ………………………………………… (32)
33　中风后肢痛症（痹证）案 ………………………………………… (33)
34　白塞综合征（狐惑病）案 ………………………………………… (34)
35　慢性阻塞性肺疾病（外寒内饮夹热喘）案 …………………………… (35)
36　术后腹泻（热利伤阴）案 ………………………………………… (36)
37　腰肌纤维炎（腰痛）案 …………………………………………… (37)
38　妊娠呕吐（恶阻）案 ……………………………………………… (38)
39　痤疮（粉刺）案 …………………………………………………… (39)
40　宫颈癌（带下病）案 ……………………………………………… (40)
41　消化性溃疡（胃脘痛）案 ………………………………………… (41)
42　感冒（感冒后身痛）案 …………………………………………… (42)
43　肺纤维化（肺痿）案 ……………………………………………… (43)
44　神经性呕吐（呕吐）案 …………………………………………… (44)
45　急性胃肠炎（寒热错杂痞）案 ……………………………………… (45)
46　慢性支气管炎（膀胱咳）案 ……………………………………… (46)

47 尿毒症（关格）案 …………………………………………………………… (47)
48 功能性消化不良（痞满）案 …………………………………………………… (48)
49 眼底出血（络损暴盲）案 ……………………………………………………… (49)
50 非特异性水肿（水肿）案 ……………………………………………………… (50)
51 糖尿病（消渴）案 ……………………………………………………………… (51)
52 胃肠型感冒（太阳阳明合病）案 ……………………………………………… (52)
53 慢性阻塞性肺疾病（喘咳）案 ………………………………………………… (53)
54 慢性溃疡性结肠炎（久利）案 ………………………………………………… (54)
55 寒冷性荨麻疹（瘾疹）案 ……………………………………………………… (55)
56 慢性前列腺炎（癃闭）案 ……………………………………………………… (56)
57 血管性痴呆（多寐）案 ………………………………………………………… (57)
58 慢性咽喉炎（喉痹）案 ………………………………………………………… (58)
59 眩晕症（少阳证）案 …………………………………………………………… (59)
60 风湿性关节炎（痹证）案 ……………………………………………………… (60)
61 感冒（热病后气阴两伤）案 …………………………………………………… (61)
62 多发性神经炎（痿证）案 ……………………………………………………… (62)
63 慢性阻塞性肺疾病（肺胀）案 ………………………………………………… (63)
64 过敏性紫癜（紫斑）案 ………………………………………………………… (64)
65 老年性多尿（尿频）案 ………………………………………………………… (65)
66 上睑下垂（睢目）案 …………………………………………………………… (66)
67 灼口综合征（舌麻）案 ………………………………………………………… (67)
68 神经衰弱 （暑月畏冷）案 …………………………………………………… (68)
69 急性胰腺炎（腹满）案 ………………………………………………………… (69)
70 血小板增多症（血症・淤血）案 ……………………………………………… (70)
71 胰头癌（恶心）案 ……………………………………………………………… (71)
72 下肢冷（肢厥）案 ……………………………………………………………… (72)
73 肺癌发热（发热）案 …………………………………………………………… (73)

74　化脓性脑膜炎恢复期（颤证）案 …………………………………（74）
75　经期头痛（头痛）案 ……………………………………………（75）
76　神经衰弱（足下热）案 …………………………………………（76）
77　噬血细胞综合征（血证）案 ……………………………………（77）
78　外感发热（阳明经证）案 ………………………………………（78）
79　顽固性头痛（头痛）案 …………………………………………（79）
80　老年性耳鸣（耳鸣）案 …………………………………………（80）
81　功能性消化不良（泄泻）案 ……………………………………（81）

# 1 神经性遗尿（遗尿）案

神经性遗尿多为肝气郁滞，疏泄无权，致膀胱开阖失常所致。疏肝理气，气机宣畅，开阖复常，则遗尿自除，故用柴胡疏肝散加味获效。

苏某某，女，44岁，教师，于2014年8月5日就诊，诉夜间遗尿近四年，甚或午睡时亦出现遗尿，十分痛苦，服药罔效。刻诊：夜间遗尿，每日十次之多，情绪低落，胸胁满闷不舒，喜叹息。观舌质红，苔薄白，诊其两脉弦细。证属肝郁气滞，疏泄无权，治当疏肝解郁，宣畅气机，方用柴胡疏肝散化裁：柴胡10克，白芍20克，枳壳10克，香附子10克，郁金10克，陈皮10克，乌药20克，川芎10克，益智仁10克，炙甘草10克，七剂。二诊：夜间偶遗尿，胸胁满闷减轻，舌脉如前，仍以上方再进十剂。三诊：诉近十天遗尿次数较往常明显减少，余无不适。上方再进二十余剂，并嘱其保持情绪舒畅，晚上尽量少喝水。三月后回访，遗尿消除。

**【按】**《灵枢·经脉》："肝足厥阴之脉……是动则病腰痛不可以俯仰，是主肝所生病者……狐仙遗溺闭癃。"本案中年女性，情绪抑郁，又从事教育工作，既往体质尚可，非虚非寒所致，故不用补益温涩之品。观其脉证，乃肝郁气滞，疏泄无权使然，治当疏肝解郁，宣畅气机，下病上取，不治溺而溺自控。故用柴胡疏肝散化裁而收功。

## 2 慢性充血性心力衰竭口渴（消渴）案

慢性充血性心力衰竭表现为口渴欲饮，饮而渴不止，小便不利等症，多为阳虚饮停，津不上承，上燥下寒所致。肾阳复则气化有权，气化行则水道自利，津液上达，诸症自平，故用栝蒌瞿麦丸而获效。

刘某某，男，72岁，“冠心病”“心力衰竭”多年，近期出现口渴欲饮，小便不利，于2014年9月20日就诊。刻诊：口渴多饮，饮而不止，腹胀纳呆，双下肢微肿，小便量少，观其舌质淡红，苔薄黄而干，诊其两脉沉细，证属阳虚饮停，津不上达，上燥下寒。治当温下焦之阳，润上焦之燥，方用栝蒌瞿麦丸加味：栝蒌根30克，瞿麦20克，茯苓15克，附子10克（先煎），麦冬15克，桂枝10克，升麻6克，炙甘草10克，七剂。二诊：服上方口渴减轻，尿量增加，舌脉同前，效不更方，上方七剂。三诊：口不渴，腹不胀，尿量正常，舌质淡，苔白，脉细，肾气丸七剂调治。

**【按】**消渴一症，病因颇多，本案老年心力衰竭患者，以口渴多饮，饮而不止，下肢浮肿，小便不利为主症，且舌质淡红，苔黄而干，脉沉而细，为阳虚饮停，津不上达之上燥下寒之证。治当温阳利水，润燥生津，遵仲景栝蒌瞿麦丸法制方，方证相益，饮消渴止而收功。

# 3 慢性结肠炎（气利）案

慢性结肠炎表现为下利矢气频作，多为脾虚不运，湿滞气阻，蕴郁肠道所致，治当利其小便，以分利肠中湿热之邪，使湿去气行而泄利自止，故用五苓散加味而获效。

胡某某，女，48岁，患慢性结肠炎多年，近一月因饮食不洁出现腹泻稀便，每日3～5次，且气随利矢，频作不已，前医用四神丸、痛泻要方加味不效，于2014年5月18日就诊。刻诊：腹泻稀便，每日3～5次，且气随利矢，腹胀纳呆，小便可。观其舌质淡红，苔白，诊其两脉弦滑，证属湿滞气阻，蕴郁肠道。治当利其小便以分利肠中湿热之邪，方用五苓散加味：桂枝10克，泽泻20克，茯苓20克，猪苓10克，白术10克，木通6克，厚朴10克，五剂。二诊：大便次数每日1～2次，大便时排气明显减少，舌淡苔白，脉滑，守上方七剂，气利止。

**【按】**《金匮要略》曰"下利气者，当利其小便"，本案慢性结肠炎患者，脾阳早虚，饮食不慎，湿邪内生，湿邪郁滞肠道，气化失常，故下利矢气。治当利其小便，以分利肠中湿邪，所谓"急开支河之法""利小便而实大便"。故用五苓散加味而收功。

# 4 急性脑梗死并腹满（痰饮）案

急性脑梗死患者出现腹满，口舌干燥，多为脾失运化，肺失通调，致使水邪留滞肠间所致。上宣中运，导水下行，前后分消，饮邪一去，气机复常，津液上承，则口舌干燥自除，故用己椒苈黄丸而获效。

王某某，女，76 岁，退休职工，2014 年 8 月 20 日因急性脑梗死住本院神经内科，出现腹部胀满，口舌干燥，用承气类药方不效，邀余会诊。刻诊：脘腹胀满，口舌干燥，不欲饮水，口苦纳呆。观其舌质淡红，舌中有裂纹，苔黄而干，诊其两脉弦而有力，证属“饮留肠间”。治当攻坚逐饮，化气行水，方用己椒苈黄丸加味：汉防己 10 克，蜀椒 10 克，葶苈子 10 克，大黄 10 克，厚朴 10 克，三剂。服药后，腹胀、口干均减轻，大便每日两次，舌质红，苔黄，脉弦，上方再进五剂，诸症自平。

**【按】**《金匮要略》：“腹满，口舌干燥，此肠间有水气，己椒苈黄丸主之。”本案中风患者，出现腹满，口舌干燥，而不欲饮水，非津亏肠燥一类，故用承气类药方不效，乃脾胃运化失常，肺不能通调水道，水邪留滞肠间，津液不能上承所致。治当宣上运中，导水下行，前后分消，故用己椒苈黄丸而收功。

## 5 功能性消化不良（腹满）案

功能性消化不良表现为腹满时减，复如故，喜温喜按者多为脾虚失运所致。脾阳得温则运化复常而腹满自除，故用理中汤加味获效。

刘某某，女，45岁，反复出现上腹部饱胀半年，外院诊断为功能性消化不良，于2014年4月15日就诊。刻诊：上腹胀满不适，遇冷加剧，伴形寒肢冷，吐涎，小便可，大便稀溏，观其舌质淡胖，苔薄白，诊其脉沉细无力，证属脾阳虚弱，中焦不运，治当温补脾阳，方用理中丸作汤加味：红参10克，干姜10克，白术10克，厚朴10克，乌药10克，枳壳10克，大枣5枚，炙甘草10克，五剂。二诊：腹胀减轻，舌淡苔白，脉细，如前法再进五剂，腹胀全消。

**【按】**《素问·异法方宜论》曰“脏寒生满病”，本案腹满半年，伴形寒肢冷，舌淡苔白，脉沉细无力，乃脾阳虚弱，中焦不运使然，法当遵《金匮要略》所云“当与温药”治之，故用理中丸作汤加味而收功。

## 6 肋间神经痛（胁痛）案

肋间神经痛表现为两胠疼痛，伴腹满，肢冷，多为脾胃虚寒，下焦肝寒之气循经上冲两肋所致，脾阳得温，肝气疏泄复常，则胁痛自除，故用附子理中丸加味获效。

周某某，男，58岁，工人，两胁疼痛近一年，反复发作，除外肝胆等器质性病变，诊为肋间神经痛，服疏肝理气、活血通络之品罔效，于2014年1月20日就诊。刻诊：两胁疼痛，伴脘腹胀满，形寒肢冷，喜热饮，观舌质胖，苔薄白，诊其脉沉细无力，证属脾胃阳虚，肝气郁滞，治当温阳散寒，理气止痛，方用附子理中丸加味：附子10克（先煎），红参10克，干姜6克，白术10克，川楝子10克，细辛3克，橘络10克，炙甘草10克，五剂，痛止。随访近一年未发。

**【按】**胁痛一症较为常见，临证多以疏肝理气、活血通络遣方，鲜有温补者。本案胁痛腹满，喜温喜按，脾胃阳虚证显，偶悟《金匮要略》“……两胠疼痛，此虚寒从下上也，当以温药服之”之训，故用附子理中丸加味收功。

# 7 腰椎间盘突出症（肾着）案

腰椎间盘突出症表现为腰部冷痛，身体沉重，多为寒湿留滞于腰部经络肌肉之中，痹阻阳气不行所致，寒去湿除，则腰痛自除，故用肾着汤加味获效。

詹某某，男，48岁，工人，“腰椎间盘突出症”多年，前天，因淋雨后出现腰痛，于2014年5月4日就诊。刻诊：腰部冷痛、重着，两髋关节重胀，行动拘急困难。观其舌淡苔白，脉沉迟，证属寒湿留于腰部之肾着，治当健脾化湿，温阳散寒，方以肾着汤加味：炙甘草20克，干姜10克，白术30克，茯苓30克，杜仲10克，五剂，腰痛除。

**【按】**本案素有腰痛，阳气不足，加之淋雨裹湿衣，寒湿之邪留于腰部经络肌肉之中，阳气痹阻不行，故而腰部冷痛重着，治当健脾化湿，温阳散寒，则腰痛自除，故用肾着汤收功。

## 8 三叉神经痛（头痛）案

三叉神经痛表现为一侧头面部冷痛，多为寒邪凝涩经脉，不通则痛。寒凝得温，经脉则通，通则不痛，故用川芎茶调散内服，头风摩散外敷而获效。

刘某某，女，36 岁，患“三叉神经痛”多年，本次受寒冷刺激又作，右侧头面部掣痛 2 天，于 2014 年 10 月 16 日就诊。刻诊：右侧头面部掣痛，遇冷加剧，观其舌淡苔薄白，诊其脉弦而紧，乃风寒之邪袭于头面，经络引急，凝涩不通所致，治当祛风散寒，温通血脉，缓急止痛，方用川芎茶调散加味内服：川芎 10 克，荆芥 10 克，防风 10 克，细辛 3 克，柴胡 6 克，僵蚕 10 克，全蝎 5 克，炙甘草 5 克，三剂。并用炮附子研末，加等分盐炒热，以布袋裹药患侧头面部热摩，每日三次。一日痛减，三日痛除。

**【按】**本案以头面冷痛引急为主，舌脉皆风寒之象，寒邪凝涩经络证显。川芎茶调散加味方证相应，恐其药力难达病所，遵仲景法，用川芎茶调散内服，头风摩散外敷而收功。

# 9 冠心病（胸痹）案

冠心病心绞痛发作，表现胸闷、胸痛、气短、双下肢酸软、头晕、耳鸣者，多为肾气虚弱，心肾不交而致心脉瘀阻。滋阴补肾，活血化瘀，则胸闷痛自除，故用左归饮化裁获效。

肖某某，男，72 岁，退休。2014 年 3 月 20 日就诊：患冠心病多年，经常出现发作性左心前区闷痛，多次住院治疗。本次劳累后又作胸闷心痛，短气不得续，腰膝酸软，头晕耳鸣，多梦难寐，双下肢肿胀沉重。观其舌红少苔，诊其两脉沉细无力。证属肾阴亏虚，心肾不交，心脉痹阻。治当滋阴补肾，活血化瘀，方用左归饮化裁：生地黄 15 克，山茱萸 10 克，山药 15 克，牛膝 15 克，龟甲膏（烊化）15 克，鹿角膏（烊化）15 克，枸杞子 15 克，菟丝子 10 克，红花 5 克，水蛭 3 克（冲服），蚕沙 30 克（布包），桂枝 10 克，炙甘草 10 克，五剂。二诊：服上方后，胸闷痛已除，肢软耳鸣均见好转，仍以上方进二十剂，病情稳定。心绞痛发作频率明显降低。

**【按】**《灵枢·口问》有云“下气不足，则乃为痿厥心悗”，《金匮要略》又曰“脚气上入，少腹不仁”，肾气丸主之。本案老年患者，罹病多年，以胸闷心痛为主，伴乏力气短，腰膝酸软，头晕耳鸣为主要表现，结合舌脉症，乃肾阴亏虚，心肾不交，心脉瘀阻所致，治当滋阴补肾，活血化瘀，故用左归饮加味而收功。

# 10 功能性子宫出血（崩漏）案

功能性子宫出血表现经血量多色红，口苦烦渴，大便秘结，多为阳明热盛，扰动血海，迫血下行而成崩漏。釜底抽薪，热泄血宁而下血自止，故用泻心汤加味而获效。

成某某，女，25 岁，行经 20 余日，淋漓不尽，外院诊断为功能性子宫出血，中、西药治疗不效，于 2014 年 11 月 20 日就诊。刻诊：诉行经已 20 余日，淋漓不尽，血色鲜红，口苦烦渴，面部痤疮皮色焮红，大便干结，观其舌质红，舌苔黄，诊其脉滑数有力。证属胃热炽盛，迫血妄行，下为崩漏。治当清热泻火，凉血止血，投泻心汤加味：大黄 10 克，黄连 6 克，黄芩 10 克，地榆 20 克，荆芥碳 10 克，牡丹皮 10 克，生地黄 15 克，麦冬 10 克，玄参 10 克，甘草 5 克，五剂，血净。

**【按】**崩中漏下，偏虚偏寒者居多，治多补益固摄，本案患者素体不虚，且除崩漏主症外，伴口苦烦渴，大便秘结，舌红苔黄，脉滑数，乃胃热炽盛，热扰血海，迫血下行使然。治当清热泻火，凉血止血。热清火降则血自止，故用泻心汤加味而收功。

## 11 痛风（热痹）案

痛风多为气血瘀滞，经脉不通，久郁化热，致关节红肿热痛。清热利湿，活血通络则肿消痛除，故用四物汤合四妙散而获效。

张某某，男，65岁，于2015年6月30日就诊：右足趾关节红肿热痛3日，痛不可近，皮色发暗，口苦咽干，二便可，舌红，苔黄，脉弦数。与久滞之瘀血相搏，瘀热互结相交，治当清热利湿，活血通络。方用四物汤合四妙散加味：当归10克，川芎10克，赤芍10克，生地黄15克，苍术10克，黄柏10克，金银花30克，牛膝15克，大活血30克，红花5克，威灵仙10克，甘草10克，五剂而愈。

**【按】**痛风多属于热痹范畴，多为湿热下注所致，然临床所见此类患者多喜食肥甘，属痰瘀互结体质，治当清利湿热，用基础方加活血通络之品。故本案用四物汤合四妙散加味而收功。

# 12 功能性发热（内伤发热）案

刘某某，女，65岁，自觉发热1年，多方求治罔效，于2015年1月8日就诊。刻诊：自觉发热，神疲乏力，纳呆，腹胀，心下热，大便稀，小便可，舌质淡，苔白，脉细无力，诊为脾虚气弱，中焦不运，治以健脾益气，升阳举陷，方用补中益气汤加味：炙黄芪30克，白术10克，当归10克，陈皮10克，升麻6克，柴胡6克，红参10克，黄连5克，吴茱萸5克，炙甘草10克，五剂。二诊：心下热、腹胀明显减轻，余证同前，上方去黄连、吴茱萸。出入二十剂而愈。

**【按】**低热表现为自觉发热，神疲乏力，纳呆腹胀者，多为脾虚气弱，运化无权，中焦水谷不运，郁而发热，脾得健运，水谷运化复常，则低热自除，故用补中益气汤加味而收功。

## 13 感冒（太少合病）案

感冒日久，表现为恶寒发热交替出现，汗出而恶风，恶心，咽痛，多为外邪稽留不去，内传少阳，太少合病。和解少阳，透邪外出，则诸症皆除，故用小柴胡合桂枝汤获效。

袁某某，男，65岁，农民，于2014年4月1日就诊，近三个月因感冒在我市多家医院住院治疗，每次多项检查无明显异常，输液服药均无效，苦恼不堪。刻诊：恶寒与发热交替出现，恶心、咽痛、出汗，二便可。观其舌质淡红，苔薄黄，脉浮弦，证属太少合病。治当和解少阳，透邪外出，方用小柴胡合桂枝汤化裁：柴胡10克，党参15克，法半夏10克，干姜5克，桂枝10克，白芍20克，炙甘草10克，大枣5枚，三剂而愈。

**【按】**《素问·至真要大论》“谨守病机，各司其属”，本案虽为普通感冒，却历时近三月不愈，缘于前医未识其本，此病恶寒发热交替出现，咽痛、恶心少阳证显现，又兼汗出恶风，脉浮而弦，知其尚有表证，且太少合病。治当和解少阳，透邪外出，故小柴胡合桂枝汤立效。

# 14 神经衰弱症（寒疝腹痛症）案

神经衰弱症临床表现复杂多变，其表现为两侧腹股沟冷痛，阴囊及少腹收引，多为厥阴肝寒，筋脉拘急，用暖肝煎而获效。

李某某，男，43岁，农民。患神经衰弱症多年，于2013年12月1日就诊，诉近一月出现两大腿内侧冷痛，连及少腹及阴囊，二便自调，B超等检查均无异常，莫知其病，转求中医治疗。视其两股及阴囊均无异常，观其舌淡苔白，诊其两脉弦而紧，证属厥阴肝寒，筋脉拘急所致，治当暖肝散寒，方用暖肝煎化裁：当归10克，小茴香10克，茯苓10克，枸杞子15克，肉桂6克（后下），乌药10克，柴胡6克，炙甘草10克，五剂。二诊：两股间寒冷引痛明显减轻，效不更方，上方再进五剂而愈。

**【按】**《素问·举痛论》："厥气客于阴股，寒气上及少腹，血泣在下相引，故痛引阴股。"本案以两股间寒冷痛连少腹为主，少腹阴囊为厥阴肝经循行部位，故可知厥阴肝寒，当以暖肝散寒，温通经脉为治，用暖肝煎而收功。

# 15 非化脓性中耳炎（耳闭）案

非化脓性中耳炎表现一侧耳闭、咽痛等症，多为外邪内舍少阳，少阳枢机不利所致。和解少阳，则耳闭自通，故用小柴胡汤获效。

周某某，女，40岁，教师，于2014年1月3日就诊。患者上月28日受凉后出现恶寒、发热、鼻塞、身痛、咽痒，用感冒药后，恶寒、发热、鼻塞等症状消除，出现右耳闭塞不通，耳胀、耳鸣伴咽痛。耳鼻喉科相关检查诊断为非化脓性中耳炎。观其舌质红，苔薄黄，诊其两脉微弦，证属邪郁少阳，少阳枢机不利，治当和解少阳，方用小柴胡汤化裁：柴胡10克，黄芩10克，半夏10克，党参15克，干姜6克，石菖蒲10克，炙甘草10克，大枣5枚，五剂。二诊：咽痛耳鸣已除，稍有耳闭，舌质红，苔薄黄，药用中的，上方再进五剂而愈。

**【按】**《素问·热论》之“伤寒三日，少阳受之，少阳主胆，其脉循胁络于耳，故胸胁痛而耳聋”，本案受凉以后出现耳闭、耳鸣、口苦、咽痛，乃外邪未从太阳而解，内传少阳，至少阳枢机不利。治当和解少阳，故用小柴胡汤化裁而收功。

# 16 眩晕症（眩晕）案

眩晕症表现为头晕目眩，起则为甚，面色无华，腰膝酸软，多为肾精不足，气血亏虚所致。填补真精，补养气血，则上窍得荣，耳目得养而眩晕自除，故用大补元煎合八珍汤获效。

刘某某，女，48岁，干部，于2014年2月22日就诊。患者平素体质较弱，近一星期因“颈椎病”“椎动脉供血不足”而头晕，且中、西药及理疗等治疗均不效。刻诊：头晕目眩，起则为甚，伴腰膝酸软，神疲乏力，面色无华，夜寐欠佳。观其舌淡苔薄白，诊其脉沉细无力。证属肾精不足，气血亏虚所致，治当填补真精，补养气血，方用大补元煎合八珍汤化裁：红参10克，熟地黄15克，山药10克，杜仲10克，枸杞子10克，当归10克，山茱萸10克，天麻10克，白术10克，茯苓10克，川芎10克，白芍15克，炙甘草10克，五剂。二诊：头晕目眩明显减轻，仍神疲乏力，腰膝酸软，舌淡苔白，脉沉细无力，上方再进七剂而愈。

**【按】**《灵枢·口问》：“故上气不足，脑为之不满，耳为之苦鸣，头为之苦倾，目为之眩。”本案以头晕目眩、腰膝酸软、面色无华、神疲乏力、舌淡苔白、脉沉细无力为主，乃肾精不足，气血亏虚，上窍失荣，耳目失养所致。治当以填补肾精，补养气血为治，故用大补元煎合八珍汤化裁而收功。

## 17 失眠（不寐）案

老年不寐多为气血衰少，营卫不和所致，气血得补，营卫调和则夜寐自安，故用八珍合桂枝汤获效。

施某某，女，72岁，退休工人，以失眠一年为主诉，于2013年12月15日就诊。刻诊：失眠多梦，心悸健忘，神疲乏力，自汗恶风，头晕目眩，面色无华，二便可。观其舌淡苔薄，诊其两脉细弱无力，证属气血亏虚，营卫不和。查阅病历，内皆酸枣仁汤、温胆汤类，方证不符。治当补益气血，调和营卫，用八珍汤加味：当归10克，川芎10克，熟地黄15克，白芍20克，党参15克，白术10克，茯苓15克，桂枝10克，炙甘草10克，五剂。二诊：夜寐转佳，诸症减轻，舌淡苔薄，脉细无力，上方再进七剂后寐安。

**【按】**《灵枢·营卫生会》："老者之气血衰，其肌肉枯，气道涩，五脏之气相搏，其营气衰少而卫气内伐，故昼不精夜不瞑。"本案患者年逾古稀，气血衰少，营卫不和，心神失养，致乏力神疲而夜寐不佳，治当补益气血，调和营卫，故用八珍汤合桂枝汤而收功。

## 18 慢性支气管炎（咳嗽）案

慢性支气管炎以咳嗽为主，伴心慌、胸闷痛，多为心脉不通，血瘀气滞，肺气不降所致。活血化瘀，温通心脉，则肺肃降如常而咳嗽自止，故用田七红花煎加味获效。

乔某某，女，68岁，退休工人，于2013年3月20日就诊，患冠心病近十年，近两个月又增咳嗽，诸药不效。刻诊：咳嗽少痰，胸闷心痛，咽中如物梗阻，二便可。观其舌质紫暗，苔薄，诊其脉弦而涩，证属心血瘀阻，肺失宣降。治当活血化瘀，宣通心阳，方用田七红花煎化裁：三七5克，红花5克，水蛭5克，红参5克，瓜壳10克，半夏10克，桔梗10克，甘草10克，五剂。二诊：咳嗽减轻，胸闷心痛缓解。药用中的，续上方五剂咳除。

**【按】**《素问·咳论》："心咳之状，咳则胸痛，喉中介介如梗状。"本案患者以咳嗽心痛为主症，肺主气，心主血，血行则气畅，血瘀则气不通，肺气不降，上逆而为咳，故当活血以畅中，肺气肃降复权则咳嗽自除，故用田七红花煎加味而收功。

# 19 顽固性呃逆（噫）案

顽固性呃逆多为气机不调，尤以胃气上逆为主，亦有由心血瘀阻，心脉不通所致，表现为胸闷心痛，又呃逆频作。活血化瘀，温通心脉，血畅则气自顺而噫除，故用田七红花煎而获效。

王某某，男，70岁，退休职工患冠心病心绞痛多年，近两月出现呃逆频作，中、西药治疗不效，于2014年2月20日就诊，本次就诊目的治疗冠心病所致心绞痛。刻诊：胸闷心痛，痛有定处，刺痛，入夜为甚，伴呃逆频作，二便可。观舌质紫暗苔薄，诊其脉弦而涩，证属气滞血瘀，心脉瘀阻。治当活血化瘀，温通心阳，方用田七红花煎化裁：田三七5克，红花5克，水蛭5克，红参5克，檀香10克，瓜壳10克，薤白6克，桂枝10克，炙甘草10克，五剂。二诊：服上方后胸闷心痛明显缓解，呃逆之症减轻，舌脉如前，续上方加旋覆花10克（包煎），胸闷心痛缓解，呃逆一症完全消失。

**【按】**《素问·痹论》曰“心痹者，脉不痛，烦则心下股……善噫”，《素问·宣明五气》曰“心为噫”，本案以胸闷心痛就诊，治以活血化瘀之法，而收降逆止呃之功，寻本溯源，气血互根，血畅则气顺，故用田七红花煎而收功。

# 20 消化性溃疡（胃痛）案

消化性溃疡表现为胃脘部灼热疼痛，部分由于劳倦内伤，脾虚清阳不升，浊阴不降，谷气留而不行，郁久化热所致，乃气虚发热。脾气得运，清阳得升则郁热自除，故用补中益气汤获效。

刘某某，女，56 岁，患消化性溃疡两年，以胃中灼热为主，服清胃散、左金丸类不效。于 2013 年 8 月 20 日就诊。刻诊：胃中灼热，泛酸，脘腹痞满，神疲乏力，二便可。观其舌淡苔薄，诊其两脉沉细无力，证属脾虚气弱，清阳不升，郁而发热。治当补脾升阳，甘温除热，方用补中益气汤化裁：红参 10 克，黄芪 30 克，白术 10 克，当归 10 克，陈皮 10 克，升麻 6 克，柴胡 6 克，煅瓦楞 30 克（包煎），炙甘草 10 克，五剂。二诊：诸症减轻，原方再进七剂而愈。

**【按】**胃脘部灼热疼痛多起于肝胃郁热，然本案虽有胃中灼热泛酸，但又有神疲乏力，脘腹痞满，两脉沉细无力之脾虚表现，脾虚则清阳不升，浊阴不降，郁而发热，故此种发热为气虚发热，即《素问·调经论》“阴虚则内热”之谓也，治当补气运脾，升阳降浊，故用补中益气汤化裁而收功。

# 21 神经性尿频（尿频）案

神经性尿频表现为多饮、尿频，与情绪关系密切，多为肝气郁结，气机不畅，子病及母，致肾失开阖，膀胱气化无权所致。肝气得调，气机通畅，开阖有度，则渴饮多尿自除。故用柴胡疏肝散加味获效。

苏某某，男，62岁，农民，以尿多两月为主诉，于2014年3月1日就诊。患者近两月尿频尿多，以夜间为甚，伴渴而多饮，两胁胀满，且情绪激动则症状加重。观其舌质淡红、苔薄白，诊其两脉弦细。多次查血糖及甲状腺功能全套等无异常，用知柏地黄汤加味不效。证属肝失调达，肾失开阖所致。治当疏肝理气，方用柴胡疏肝散化裁：柴胡10克，白芍10克，枳壳10克，香附子10克，川芎10克，陈皮10克，乌药20克，炙甘草10克，五剂。二诊：服上方后尿量及次数均减少，两胁胀满已除，舌淡苔薄白，脉弦细。上方加麦冬10克，五味子5克，进二十剂而愈。

**【按】**《素问·痹论》："肝痹者，夜卧则惊，多饮数小便。"本案以尿频多饮为主，伴两胁胀满，与情绪关系密切，知其肝失调达，子病及母，肾失开阖所致。养阴补肾清热之品无用，唯疏肝理气为务，故用柴胡疏肝散化裁而收功。

# 22 绝经期前后诸证（不寐）案

绝经期前后诸证临床表现十分复杂，若以情绪焦躁，心神不宁，夜寐不安为主，多为阴阳两虚，心肾不交，营卫失和所致。外调和营卫，内交通阴阳，则营卫和，心肾交而夜寐安，故用桂枝加龙骨牡蛎汤而获效。

易某某，女，48岁，教师，于2014年3月10日就诊，诉周身不适，面部烘热，情绪焦躁三年，近半年夜不能寐，多梦，外院诊断为绝经期前后诸证，多药不效。观其舌淡红、苔薄，诊其两脉细而涩，证属阴阳两虚，心肾不交，营卫不和，治当调阴阳，和营卫而交通心肾，方用桂枝加龙骨牡蛎汤化裁：桂子10克，白芍20克，大枣5枚，生姜3片，炙甘草10克，煅龙骨30克（包煎），煅牡蛎30克（包煎），夜交藤15克，合欢皮15克，五剂。二诊：服上方夜寐好转，仍心烦焦躁，面部烘热，舌质红，苔薄，脉细，上方加栀子10克清心除烦，再进七剂显著效。

**【按】**桂枝加龙骨牡蛎汤乃仲景为虚劳失精而设，本案虽为绝经期失眠患者，然其阴阳俱损，心肾不交，营卫失和，病机相同，均当以调阴阳、和营卫、交通心肾为治，异病同治，故用桂枝加龙骨牡蛎汤而收功。

# 23 血管性痴呆（狂症）案

血管性痴呆表现为烦躁易怒，独语不休，如见鬼状，大便秘结者多为阳明腑实，热扰神明所致。釜底抽薪，热随便泻则狂症自除，故用大承气汤获效。

薛某某，男，82岁，退休工人，于2012年8月2日就诊，患基底节区脑梗死五年，血管性痴呆三年，上月26日起突然性情大变，狂躁易怒，骂詈不停，言有鬼怪出入房中，前医用清热涤痰镇惊安神之剂不效。询其大便5日未下，腹部胀满，观其舌红，苔黄而干，诊其两脉弦而有力，证属阳明燥屎内结，浊热上扰神明所致，治当急下泻热通便，方用大承气汤：大黄10克（后下），芒硝30克（冲服），枳实10克，厚朴10克，一剂。二诊：服上方后泻下腥臭大便、量多，腹不胀，情绪安静，舌质红，苔薄黄，脉弦细，以增液汤三剂善后。

**【按】**《素问·至真要大论》："诸燥狂越皆属于火。"本案痴呆患者，平素静而寡言，神疲倦卧，短期性情大变，狂躁易怒，如见鬼状，大便秘结，综观舌脉症，乃阳明燥屎内结，浊热上扰神明所致，急当泻热通腑，下其燥屎，则腑气通而浊热除，故用大承气汤而收功。

# 24 颈椎病（柔痉）案

颈椎病表现为头项强痛，汗出恶风，手足抽动，多为太阳中风兼太阳经气不舒所致。营卫和、津液升、筋脉利则头项强痛自除，故用桂枝加葛根汤加味获效。

曾某某，女，76岁，农民，于2013年9月25日以发热、头项强痛3日为主诉在市人民医院住院治疗7日，经头部CT、X线、B超、心电图及实验室多项检查，未予确诊，中、西药治疗不效，医院建议转上级医院诊治，后家属要求服中药，邀余会诊。初诊：不发热，头项强痛，转动不灵，汗出恶风，不时手足抽动，口干欲饮，观其舌红少苔而干，诊其两脉细而无力。询其陪人诉平素“颈椎病”多年，顿悟柔痉是也，乃风寒外束，营卫不和，经输不利，又兼津液亏损，筋脉失养所致。治当解肌祛风，调和营卫，益气养阴，升津舒经并用，方用桂枝加葛根汤加味：桂枝10克，葛根60克，白芍20克，麦冬20克，白人参10克，羌活10克，炙甘草10克，生姜3片，大枣5枚，三剂。二诊：服上方后头项强痛已除，唯汗出、恶风，纳呆、乏力，舌红少苔，脉细无力，守上方去羌活、葛根，加淡竹叶10克，石膏20克，三剂，诸症悉除后出院。

**【按】**仲景论痉病有三，葛根汤证、桂枝加葛根汤证及大承气汤证。本案起于外感，头项强痛，汗出恶风，间有手足抽动，与无汗之葛根汤证、腑实之大承气汤证之痉迥异。此为太阳中风兼太阳经输不利，气津两伤，筋脉失养使然，治当解肌和营，益气养阴，升津舒筋，故用桂枝加葛根汤化裁而收功。

# 25 急性胆囊炎（热实结胸证）案

急性胆囊炎多为表邪未解，阳热之邪内陷与体内有形之水饮结于胸膈，内阻气机，热扰胸膈，表现为心下硬痛，手不可近，躁烦懊侬，舌上燥而渴，大便秘结诸症，泻热散结，攻逐水饮，则饮热从下而出，故用大陷胸汤获效。

刘某某，男，36岁，农民，2012年6月13日以上腹部绞痛一天为主诉入住我院外科，诊断为急性胆囊炎、胆源性胰腺炎，治疗后仍腹痛不缓解，邀中医会诊，初诊：上腹部疼痛拒按，短气烦躁，心中懊侬，午后低热，大便3日未下，观其舌质红，舌苔黄燥起刺，脉沉而紧，证属热实结胸，治当泻热散结，攻逐水饮，方用大陷胸汤：大黄20克，芒硝30克，甘遂1克，一剂，先沸水渍大黄200毫升，后纳芒硝，再入甘遂末，分两次从鼻饲管注入，夜间排出腥臭稀水大便。二诊：腹痛明显减轻，舌质红，苔黄，脉沉而弦，拟方：柴胡10克，枳实10克，厚朴10克，金钱草30克，黄芩10克，大黄10克（后下），炙甘草10克，三剂，住院7日痊愈出院。

**【按】**少阳主半表半里，性主疏泄而内寄相火，急性胆囊炎多为外邪化热入少阳之里，气机疏泄不利，胆火郁滞，用大柴胡汤泻下胆火，疏利气机。本案中患者，腹痛拒按，手不可近，躁烦懊侬，脉沉而紧，结胸三证悉备。邪热与水饮互结心下，当泻热逐水并行，故用大陷胸汤加味收功。

# 26 中风恢复期舌根痛（舌根痛）案

中风恢复期表现为舌根痛，舌体转动不灵活，多为脾气阻滞，中焦不运，络脉不通所致。温运脾阳，中焦得运，络脉得通则舌痛自除，故用理中丸加味获效。

蔡某某，女，72岁，患“脑梗死”四个月，于2014年7月15日就诊。刻诊：舌根痛，舌体转动不灵活，右侧肢体活动欠佳，伴腹泻，纳呆，大便稀，每日2～3次。观其舌质淡，苔白，诊其脉细，证属脾胃虚寒，中焦不运。治当温运脾阳，方用理中丸作汤加味：红参10克，干姜10克，白术10克，红花5克，桃仁10克，当归10克，川芎10克，广木香10克，水蛭5克，炙甘草10克，七剂。二诊：服药后舌根痛减轻，大便成形，舌淡，苔白，脉细，上方再进七剂，舌根痛消除。

**【按】**《灵枢·经脉》：“脾足太阴之脉……上膈挟咽，连舌本，散舌下是动则病舌本强……是主脾所生病者。”舌根痛一症，多从肾论治，《灵枢·经脉》有“足少阴之脉挟舌本”之说。本案中风后舌根痛，伴腹胀，纳呆，大便稀溏，舌淡苔白，脉细无力，脾阳不足，中焦不运之证洞然。同病异治，温运脾阳为治，故用理中丸作汤加味而收功。

# 27 自主神经功能紊乱（漏汗症）案

自主神经功能紊乱以汗出不止为主要临床表现时，多属卫阳虚弱，腠理失去温煦与固摄，而致汗出不止，动则甚，形寒肢冷，神疲乏力诸症。卫阳得温，固摄有权，漏汗自止，故用桂枝人参附子汤而获效。

徐某，女，55 岁，农民。反复汗出五年，加重一月。诊断为自主神经功能紊乱，于 2013 年 5 月 5 日来我院就诊。初诊：患者近五年来反复出现全身出汗量多而清稀，伴形寒肢冷，遇劳加剧。多方求医，服中药百余剂，不效。观其舌淡苔薄白，脉沉细无力，证属卫阳虚衰，腠理不得固摄使然。治当温补卫阳，调和营卫。仿仲景桂枝加人参汤法，拟方：桂枝 10 克，红参 10 克，白芍 20 克，干姜 10 克，附片 10 克（先煎），煅龙骨 30 克（包煎），煅牡蛎30 克（包煎），淫羊藿 10 克，仙茅 10 克，炙甘草 10 克，五剂。二诊：服上方后出汗明显减少，且形寒肢冷症状亦有明显改善，多年失眠之烦症亦见好转，舌淡苔薄，脉沉细无力。上方继进七剂，尔后复诊均以上方出入，近月余而愈。

**【按】**《素问·阴阳别论》曰“阳加于阴谓之汗”，强调腠理开阖与卫阳关系密切。本案患者漏汗日久，况年过“七七”，肾阳已虚，阳虚则固摄无权，故漏汗不止。仿仲景桂枝人参汤法，益气温阳固摄而收功。

# 28 胆石症术后（呕吐）案

胆石症术后出现呕吐，多为少阳枢机不利，实热壅阻胃肠，腑气不通而致食之即吐，大便不通诸症。实热得去，枢机得利，则呕吐自除。故用大黄甘草汤合小柴胡汤获效。

刘某某，女，54 岁，农民，于 2013 年 6 月 20 日因胆石症在我院外科手术治疗。术后第三天出现呕吐，大便不通。经检查排除肠道梗阻等情况，并作相应处理不效，邀余会诊，目下症见：胸胁苦满，恶心，食已即吐，大便 3 日未下，观其舌质红，苔黄，脉弦，证属邪热内迫少阳，阳明，枢机不利，腑气不通，治以泻热去实，和解少阳，方用大黄甘草汤合小柴胡汤加减：大黄 10 克，柴胡 10 克，黄芩 10 克，党参 10 克，法半夏 10 克，生姜 10 克，大枣 20 克，甘草 10 克，一剂分 2 次温服。二诊：诉今晨大便 1 次，腹胀减轻，仍有恶心，口苦，少进糜粥未见呕吐。上方继进二剂。三诊：呕恶已除，腹不胀，仍见口苦，观其舌质红，苔薄黄，脉略弦，实热已除，腑气已通，唯少阳枢机不利，用小柴胡汤三剂调治善后。

**【按】**仲景有“病人欲吐者不可下之”，或盖其邪在上，当以“其高者因而越之”为因势利导之法。本案呕吐以“食已即吐”为特点乃实热壅滞胃肠，腑气不通，又兼少阳邪热致枢机不利所致。故当以大黄甘草汤涤胃肠实热，以小柴胡汤泻热而和解少阳。如此则实热去而腑气通，少阳和而胃气降，呕恶自除而收功。

# 29 功能性胸痛（胸痹）案

功能性胸痛多为情志不畅，肝气郁结，气滞胸中而出现胸闷胸痛诸症。每遇情绪变化则发作或加重。肝气调达，气机宣畅，痹通则不痛，故用柴胡疏肝散加味而获效。

岳某某，男，56 岁，教师。2013 年 3 月 20 日就诊，“冠心病心绞痛”，病史三年，每次发作患者十分紧张，近三年住院多达二十次。家属不堪重负，转求中医治疗。初诊：胸闷胸痛，痛连两胁，时太息，情绪紧张。观其舌淡苔薄白，诊其脉弦细。查阅外院诊治资料，从心电图到冠状动脉造影，均无冠心病（心绞痛）诊断依据。证属郁滞，胸中气机不畅，治当疏肝理气，宽胸畅中，方用柴胡疏肝散加味：柴胡 10 克，赤芍 10 克，枳壳 10 克，香附子 10 克，川芎 10 克，青皮 10 克，郁金 10 克，瓜蒌皮 10 克，炙甘草 10 克，五剂。二诊：胸闷胸痛明显减轻，原方再进五剂，随访半年未见复发。

**【按】**《格致余论·阳有余阴不足论》“主闭藏者肾也，司疏泄者肝也”，肝为风木之脏，喜条达而恶抑郁。主一身气机之疏泄。本案胸痹胸痛，每遇情绪变化加剧，且痛连两胁，善太息，脉弦而细，非血液瘀滞、心脉痹阻可比，乃肝气郁结，胸中气机不畅使然。当以疏肝理气，行气畅中为治，故以柴胡疏肝散而收功。

# 30 颈椎病（项痹）案

颈椎病汗出项背强痛多为风中太阳，太阳经气不舒所致，风邪外袭，经输不利，津液受阻，不能输布，以致经脉失于濡养则项背强兀兀，腠理开合失常则汗自出。解肌祛风，调和营卫，经脉得利，郁滞得通，拘急得缓，则项痛汗出自平，故用桂枝加葛根汤获效。

张某某，男，46 岁，教师，患“颈椎病”多年，受凉后出现颈背强痛 2 日，于 2012 年 11 月 10 日就诊。初诊：项背强痛，转动不灵，恶风，汗出，观其舌淡苔薄白，诊其脉浮而缓，证属太阳中风兼太阳经气不舒。治当解肌祛风，调和营卫，升津舒经，方以桂枝加葛根汤加味：桂枝 10 克，葛根 30 克，白芍 20 克，生姜 10 克，大枣 20 克，石南藤 15 克，炙甘草 10 克，三剂，并嘱药后服热粥助汗出。二诊：恶风汗出已除，颈部强痛明显减轻，舌淡苔白薄，脉缓，病情好转，原方继进，守上方三剂而愈。

**【按】** 项痹感受外邪，有偏寒与偏风之不同，以有汗无汗为其辨证标准。本案项背强痛，汗出恶风，脉浮而缓，与无汗身痛脉浮而紧之葛根汤证迥异。证属太阳中风兼太阳经气不舒，治当解肌和营，升津舒经，故用桂枝加葛根汤化裁而收功。

# 31 神经官能症（阳虚饮动）案

神经衰弱临床表现十分复杂，出现脐下悸动多因心阳受损，水饮内动，表现为脐下筑筑动悸，欲作奔豚之势，水饮得以温化，逆气得以平降，则奔豚不作，故用苓桂甘枣汤获效。

盛某某，男，75岁，退休工人，于2013年2月10日就诊，诉患“冠心病”慢性充血性心力衰竭多年，近两年来反复出现脐下筑动不舒，严重时觉气从少腹上冲咽喉，非常痛苦，其间有一次发作严重，家属怀疑急性心肌梗死住院治疗。昨日起又作脐下悸动，延余诊治。观其舌淡苔白滑，诊其脉沉而弦，综合病史，考虑阳虚饮动欲作奔豚之证。治以通阳降逆，培土制水，用苓桂甘枣汤加味：茯苓30克，白术15克，桂枝20克，附子6克（先煎），生姜10克，炙甘草10克，三剂。二诊：脐下悸动明显减轻，头晕，纳食欠佳，舌淡苔白，脉沉细，上方去桂枝10克，加泽泻10克，七剂。随访半年未见复发。

**【按】**奔豚或欲作奔豚临床并非常见，故医者大多忽视，西医检查多无阳性体征，然病者确实痛苦，故曰“发作欲死”。本案历经多年，脉证分明，而医者不识。久病阳虚，水饮内停，若遇心阳更伤，则水饮内动脐下悸动而欲作奔豚，故用仲景苓桂甘枣汤化裁通阳降逆，补脾制水而收功。

# 32 心神经官能症（心悸）案

心神经官能症表现为心悸不宁，形寒肢冷，多为心阳虚弱，心失温养所致，温补心阳则心有所养而心悸自宁。故用桂枝甘草人参汤而获效。

肖某某，女，31岁，教师，2013年7月20日就诊。发作性心悸不宁两年。辗转益阳、长沙两地多家医院，反复多次检查均未发现阳性结果，考虑为心神经官能症，服药不效，转求中医治疗。初诊：心悸不安，胸闷气短，用手按心部则舒，面色苍白，形寒肢冷。观其舌淡苔白，诊其脉虚弱无力。证属心阳虚弱，心神失养。治当温补心阳，安神定悸，方用桂枝甘草人参汤加味：桂枝10克，炙甘草10克，红参10克，附子10克（先煎），龙骨30克（布包），牡蛎30克（布包），五剂。二诊：服上方后心悸、胸闷、短气诸症减轻，余症同前，舌淡苔白，脉细弱无力，上方再进七剂而愈。

**【按】**心神经官能症临床表现十分复杂，心悸为其主要临床表现。其病因有肝郁、有阳虚、有瘀血之不同。本案心悸不安，形寒肢冷，“叉手自冒心”，脉细弱无力，属心阳虚弱，心失所养，心无所主致悸。治当温补心阳，安神定悸，遵仲景桂枝甘草汤法，用桂枝甘草人参汤加味收功。

# 33 中风后肢痛症（痹证）案

中风后肢痛症多为气滞血瘀，肢体经脉痹阻，不荣则痛，不通则痛，气行则血行，瘀消则络通，故用通窍活血汤而获效。

徐某某，男，81岁，退休工人，（缺血性）中风后三年，以右侧肢体疼痛为主诉，于2013年5月10日就诊。初诊：右侧肢体刺痛，麻木不仁，伴气短乏力，纳食睡眠可，二便自调。观其舌质紫暗，苔薄白，脉弦细而涩。证属气滞血瘀，经脉痹阻。治当行气活血，化瘀通络，方用通窍活血汤加味：麝香0.2克（冲服），当归尾10克，赤芍10克，川芎10克，桃仁10克，红花5克，水蛭3克（研末冲服），干姜6克，黄芪20克，桂枝10克，牛膝15克，大枣20克，加葱白少许，五剂。二诊：服药后肢体疼痛明显减轻，仍麻木不仁，舌质紫暗，脉弦细而涩，上方加全蝎3克，蜈蚣1条（去足研末冲服），七剂。尔后疼痛渐减，再进二十余剂而愈。

**【按】**《医林改错》中通窍活血汤条下“治头部四肢周身血管血瘀之症”。本案中风日久，年老气弱，推动无力，血液瘀滞经脉，不通则痛。治当行气活血，化瘀通络，通窍活血汤与本案方证相应，更兼水蛭破瘀，桂枝走上，牛膝取下，诸药合用，功专而力宏，定为中风肢痛之良方。

# 34 白塞综合征（狐惑病）案

白塞综合征多为湿热化生虫毒所致，惑上蚀于咽喉，惑下侵于阴部。蚀于上者为惑，表现为咽喉肿痛、溃疡、声音嘶哑等症，湿热得除，则溃烂得愈，故用甘草泻心汤获效。

贺某，女，32岁，教师，反复出现咽喉部弥散性溃烂积脓一年，加重一星期。诊断为白塞综合征，于2013年5月5日就诊。初诊：口腔上腭面颊黏膜及咽喉部多发性溃疡，伴黄色黏稠脓液，口腔焮红肿胀，进食吞咽时痛苦难忍，伴眼眵，眼干，小便时外阴部刺痛，大便偏干，观其舌质红，苔黄而厚，诊其脉弦。此属湿热化生虫毒，蚀于咽喉使然。治当清热燥湿，和中解毒。方用甘草泻心汤加味：党参10克，法半夏10克，干姜6克，黄连10克，黄芩10克，僵蚕10克，金银花20克，木通6克，连翘10克，生石膏30克，人中黄10克，青黛5克，大枣10枚，五剂。二诊：能正常进食，口腔不痛，溃疡面已愈合，舌质嫩红少苔，脉细，湿毒已除，胃阴不足。上方去金银花、连翘、木通、石膏、僵蚕、人中黄，加麦冬15克，天花粉10克，炙甘草10克，五剂善后。

**【按】**狐惑病临床表现复杂多变，病势缠绵难愈，本案为湿热虫毒蚀于上部所致，苦寒燥湿，寒湿并用，用甘草泻心汤加味而收功。

# 35 慢性阻塞性肺疾病（外寒内饮夹热喘）案

慢性阻塞性肺疾病多为素有水饮内伏，复感风寒而诱发肺胀，水饮犯肺，肺气失于宣降，故喘咳上气，胸胁胀满，饮邪郁而发热，热扰心神，故烦躁，饮热除则喘烦自平。故用小青龙加石膏汤获效。

刘某，女，68岁，退休工人。反复喘咳十余年，加重一星期。诊断为慢性阻塞性肺疾病，于2012年11月10日入住我院内科。11月13日查房初诊：喘咳上气，胸胁胀满，心烦不宁，观其舌质红，苔薄而黄，诊其脉浮而略数。查阅前方已用小青龙汤三剂，喘咳胀满症减，然烦躁更剧，顿悟此属饮邪郁而化热使。治当解表化饮，清热除烦。用小青龙汤加石膏、栀子：麻黄10克，白芍15克，桂子10克，细辛3克，干姜5克，法半夏10克，五味子5克，石膏30克（先煎），栀子10克，甘草10克，三剂。二诊：喘咳烦躁均减轻，舌质红苔薄黄，脉略数，药用中的，原方再进五剂，病情稳定出院。

**【按】** 肺胀为临床常见病证，患者多为年老体弱者，极易变化，本案饮邪郁而化热，热扰心神，小青龙汤有助火之弊，当加石膏、栀子以清热除烦，遵仲景小青龙加石膏汤主之收功，亦为《黄帝内经》治病“求其属也”。

## 36 术后腹泻（热利伤阴）案

患者术后多损伤阴血，加之利不止而津液更伤，表现为腹痛腹泻，口干喜饮，手足心热，舌红少苔，脉细数诸症，滋阴养血，涩肠止利，则渴利俱消，故用甘草阿胶汤加味获效。

刘某，女，46 岁，于 2013 年 3 月 20 日入住我院外科，行胆囊腔镜取石术。术后第三天出现腹泻水样便，每日 7～8 次，用蒙脱石散不效，邀余会诊。初诊：腹痛隐隐，腹泻黄色稀水便，每日 10 余次。口干多饮，心烦，观舌红少苔，诊其脉细而数，证属热利阴伤。治当滋阴养血，清热涩肠，用甘草阿胶汤加味：阿胶 15 克（烊），白芍 20 克，黄连 5 克，黄柏 10 克，赤石脂 30 克（布包），炙甘草 20 克，三剂。二诊：腹痛腹泻症状已消除，仍口干欲饮，舌质淡红，苔薄而黄，脉细。顾护胃阴，以益胃汤五剂善后。

**【按】**《医宗必读》有无湿不成泻之说，养阴未列治泻九法之中，本案病由术后阴血损伤所致，又利下更伤津液，故渴利俱现，综观舌脉症热利阴伤洞然，师仲景“白头翁加甘草阿胶汤”法而收功。故曰医者当知常达变，临证变通。

# 37 腰肌纤维炎（腰痛）案

腰肌纤维炎多为湿邪乘虚侵入，阻滞腰府经脉，气血运行不畅，出现腰部冷痛重着，转则不利，遇寒加剧诸症。散寒除湿，温通经络，则气血运行通畅，通则不痛，故用甘草干姜茯苓白术汤加味而获效。

张某某，男，45岁，工人，因天气炎热，汗出较多，河中游泳后出现腰痛，于2013年6月29日就诊。经腰椎间盘CT、双肾彩色B超、风湿全套等检查，未发现明显异常，考虑为腰肌纤维炎。刻诊：腰部冷痛重着，转则不能，遇寒加剧，得热则舒，二便尚可。观其舌淡苔白腻，脉沉而迟缓。证属寒湿闭阻，滞碍气血，经脉不利使然。治当散寒行湿，温通经络，方用甘草干姜茯苓白术汤加味：甘草10克，干姜10克，茯苓20克，白术10克，当归10克，玄胡20克，肉桂6克（后下），杜仲10克，三剂。二诊：诸症明显减轻，纳食睡眠可，药用中的，守上方五剂而愈。

**【按】**《黄帝内经》“腰者肾之府也，转摇不能，肾将惫也”乃虚证之谓也。本案病程日短，起于汗出伤湿，寒湿之邪着于腰部，经脉不通所致。《金匮要略》之肾着是也，治当散寒行湿，温通经脉，故用甘草干姜茯苓白术汤加味而收功。

# 38 妊娠呕吐（恶阻）案

妊娠呕吐多由寒饮中阻，脾胃虚寒，加之任脉之气较盛，上逆犯胃所致，表现为妊娠早期呕吐不止，反应较重。一般药物难以奏效。温阳则可以化饮，补虚则可以健脾，胃和则呕除，故用干姜人参半夏汤获效。

刘某某，女，28岁，工人，妊娠两个月，呕吐10日，于2013年7月10日入住我院，诊断为妊娠呕吐，经治疗不效，邀余会诊。初诊：病史同前，恶心、呕吐清水，不能进食，口淡不渴，头晕心慌，神疲乏力。观其舌淡苔薄白，诊其脉弦细，证属寒饮中阻，脾胃虚寒之恶阻。治当温中散寒，化饮降逆，方用干姜人参半夏作汤：干姜10克，红参10克，半夏10克，茯苓10克，砂仁6克，炙甘草10克，一剂。嘱每剂分多次微温服。二诊：服上方恶心呕吐症状稍有减，未见其他不适，仍上方一剂，分三次服。三诊：呕吐已除，能少量进食，上方去半夏，加生姜10克，白术10克，三剂而愈。

**【按】**《素问·六元正纪大论》："有故无殒，亦无殒也。"本案妊娠两个月，恶心呕吐俱甚，不能进食，影响胎儿生长发育，观其脉证，有寒饮中阻，脾胃虚弱之"故"，治当温中散寒，化饮降逆，祛邪而不伤胎元之气，用干姜人参半夏汤收功。半夏一味，止呕作用明显，但后世医家将其列为妊娠忌药，须中病即止。

# 39 痤疮（粉刺）案

痤疮多为肺胃郁热所致，胃热弥漫充斥内外，表现为痘疹焮红肿痛，面部如蒙油垢，大便秘结。辛寒清热，苦寒通下，则热除而痘消，故用白虎汤加大黄获效。

罗某某，女，21岁，学生。患痤疮两年，时轻时重，久治不效，于2013年6月15日就诊。查阅病历，大都用“泻白散”“清胃散”一类方剂。初诊：面部及背部痘疹焮红肿痛，有黄色脓点，面部秽浊如蒙油垢，口苦口干，大便5日不下。观其舌质红，苔黄厚，诊其两脉弦数。证属肺胃郁热，无形邪热充斥内外。治当辛寒清热，通腑泻下，方用白虎汤加味：知母10克，石膏30克，大黄10克（后下），黄连5克，升麻6克，赤芍10克，牡丹皮10克，炙甘草10克，粳米50克，三剂。二诊：痤疮肿势明显减轻，大便已下，舌红苔黄，脉弦。仍以上方五剂，改大黄同煎。痤疮渐消，遵上法继进十剂而愈。

**【按】**痤疮为青春期常见皮肤病之一，因肺主皮毛，故医家多从肺治。本案为痤疮之重症，面部秽浊如蒙油垢，大便秘结，证类白虎汤证，且阳明经脉绕口过面部，阳明之热循经上循，故断为胃热弥漫，无形邪热充斥表里。治当辛寒清热，通腑泻下，用白虎汤加味而收功。

# 40 宫颈癌（带下病）案

宫颈癌晚期表现为赤白带下，形寒肢冷，气短懒言者多为脾肾阳虚，冲任不固，下焦滑脱不禁所致。温阳固摄，升提脾气，则带下可止，故用桃花汤合补中益气汤获效。

刘某某，女，76岁，农民。患宫颈癌一年，做化疗两个疗程，近一月出现白带量多，于2012年10月30日就诊。初诊：白带量多，白多赤下，形寒肢冷，气短懒言，神疲乏力，观其舌质胖，苔白滑，诊其脉沉细无力。证属冲任虚寒，下元不固，中气下陷之带下。治当温肾固摄，升阳举陷，方用桃花汤合补中益气汤加味：赤石脂30克（布包），干姜10克，黄芪30克，红参10克，白术10克，当归10克，陈皮10克，升麻6克，柴胡6克，荆芥炭10克，五剂。二诊：服药精神转佳，带下量略有减少，舌脉如前，继上方七剂。三诊：带下量不多，无血性白带，如上法加附片6克（先煎），二十剂而带下止。

**【按】**桃花汤为仲景治下焦滑脱不禁之下利脓血便而设。本案老年女性，患宫颈癌一年，下焦虚极，冲任不固，白带量多。胞宫为肾所主，肾司前后二阴，病症不同，病机相同，异病同治，故用桃花汤化裁收功。

# 41 消化性溃疡（胃脘痛）案

消化性溃疡病程日久，多为脾胃虚弱，肾与脾胃为先后天关系，脾阳根于肾阳，阳虚则不能温暖脾土，故胃脘绵绵作痛，中焦得下焦之温煦，则土暖而痛除，故用金匮肾气丸获效。

顾某某，男，68岁，农民，以形寒肢冷三年为主诉，于2013年4月2日就诊。患者素有“十二指肠球部溃疡病史”三年，中、西药治疗但病情反复。本次就诊以形寒肢冷为主症，要求中药调理。初诊：形寒肢冷，腰膝酸软，经常感冒，小便清长，大便溏薄，伴胃痛绵绵，时泛清水，观其舌淡苔白，诊其脉沉细无力，证属脾肾阳虚，失于温养，治当温补肾阳，方用金匮肾气加味：附子10克（先煎），肉桂6克（后下），熟地黄15克，山茱萸10克，山药10克，泽泻10克，牡丹皮6克，茯苓10克，黄芪20克，干姜6克，炙甘草10克，五剂。二诊：服药后诸症明显减轻，特别是胃脘隐痛缓解明显，舌淡苔白，脉沉细，守前方加白芍20克，七剂。三诊：胃痛之症已除，唯恶风，小便清长，大便日一次，用金匮肾气丸成药治疗一月而愈。

**【按】**《临证指南医案·胃脘痛》：“夫通则不痛，通字须究气血阴阳，便是看诊要旨矣。”本案初以治肾阳虚衰之形寒肢冷为主，又收多年未愈胃痛之功，一石二鸟。深究其理，病症虽异，然病机相同，阳虚为本，况脾阳根于肾阳，肾阳得温，则脾土得暖，故用肾气丸而收功。

# 42 感冒（感冒后身痛）案

感冒汗后身痛多为发汗致使营阴卫气虚损，经脉失养，兼余邪尚存，出现周身疼痛，汗出恶风诸症。气血得养，营卫得和，表邪得散，则身痛自除，故用桂枝新加汤获效。

刘某某，女，65 岁，农民。平素易感冒，一星期前因感冒在当地诊所服中药三剂，恶寒虽见减轻，但身痛加剧，于 2012 年 10 月 21 日就诊。初诊：周身疼痛，恶风汗出，四肢酸软乏力，二便可。观其舌淡苔薄白，诊其两脉沉迟无力，虑其身体素虚，又加峻剂发汗，营阴耗损，邪未随汗解。治当调和营胃，益气和营，方用桂枝新加汤加味：桂枝 10 克，白芍 30 克，红参 10 克，生姜 10 克，大枣 20 克，川芎 10 克，石南藤 15 克，炙甘草 10 克，二剂。二诊：身痛已除，微汗出，全身乏力，舌淡苔薄白，脉沉细，上方去石南藤、川芎，加黄芪 15 克，煅牡蛎 20 克（布包），三剂而愈。

**【按】**外感身痛为太阳病常见症状之一，发汗则邪随汗解而身痛消失。本案素体虚弱，服药后汗出而身痛更剧，又兼恶风，全身乏力，颇似桂枝汤证，然诊其脉沉迟，与桂枝汤证之脉浮缓迥异，综观病史，实为汗后更伤阴血，营阴受损，经脉失养，余邪未尽使然。治当益气和营，达邪外出，故用仲景桂枝新加汤而收功。

# 43 肺纤维化（肺痿）案

慢性肺纤维化表现为咳吐涎沫，口淡不渴者多属上焦虚寒，肺气虚衰，痿弱不振，不能摄纳和输布津液所致。中阳振，肺可温则寒可消，故用甘草干姜汤加味获效。

肖某某，男，65岁，农民。平素喜吐浊唾涎沫，易感冒，怕冷。外院诊断为肺纤维化，多方治疗罔效。于2011年5月16日就诊。初诊：咳嗽，吐浊唾涎沫，形寒肢冷，口淡不渴，小便频数，观其舌淡苔白，脉虚浮无力，证属肺中阳气虚冷，痿弱不振。治当温肺益气，方用甘草干姜汤加味：炙甘草20克，炮姜10克，党参15克，白术10克，茯苓10克，大枣20克，五剂。二诊：服上方后每日吐涎沫次数及量明显减少，药用中的，原方再进二十剂而愈。

**【按】**《金匮要略·肺痿肺痈咳嗽上气病脉证治七》："肺痿吐涎沫而不咳者，其人不渴，必遗尿，小便数，所以然者，以上虚不能制下故也。此为肺中冷，必眩，多涎唾，甘草干姜汤以温之。"患者体质虚弱，病程日久，肺气虚冷，不能摄纳输布津液，故频吐涎沫，治当温阳补肺，培土生金，肺通调水道之功复常，则诸症自平，故用甘草干姜汤化裁收功。

## 44 神经性呕吐（呕吐）案

神经性呕吐表现为心烦呕吐，气短乏力，口干咽燥，多为气阴两虚，热邪内扰，胃气上逆所致。益气养阴，清热和胃降逆则呕吐自除，故用竹皮大丸加味获效。

易某某，女，78岁，退休工人。反复发作心烦呕吐一年，外院多次住院确诊为神经性呕吐，中、西药治疗效不显，于2013年4月11日就诊。初诊：温温欲呕，口苦心烦，纳呆乏力，形体消瘦，大便干结，观其舌质偏红，少苔，其两脉细数，证属气阴两伤，虚热内扰，胃气上逆所致。治当益气养阴，清热和胃，降逆止呕，方用竹皮大丸加味：竹茹20克，石膏10克，白薇10克，桂枝10克，砂仁10克，白人参10克，大枣5枚，七剂。二诊：服上方后诸症减轻，食欲增加，舌脉如前，守上方二十剂而愈。

**【按】**《素问·至真要大论》"诸呕吐酸，暴注下迫，皆属于热"，言热致呕。本案病程日久，久病必虚，以温温欲呕，口苦心烦为主，伴神疲纳呆，口苦口干，大便干结，乃气阴两虚，热邪内扰，胃气上逆所致。当以安中益气，清热和胃降逆为治。故用仲景竹皮大丸加味收功。

# 45 急性胃肠炎（寒热错杂痞）案

急性胃肠炎虽临床常见之病，若失治则损伤脾胃之气，少阳邪气乘机内陷，致寒热错杂于中，脾胃升降失常，气机痞塞，以心下痞满不痛，恶心呕吐，肠鸣下利为主症，法当辛开苦降，寒热并用，则里结知热可解，升降之机复常，而痞满呕利自除，故采用半夏泻心汤加味而立效。

徐某，男，60 岁，呕吐腹泻 5 日，加重伴心下痞闷 2 日，诊所以“急性胃肠炎”输液治疗无效。于 2012 年 11 月 12 日初诊：症见恶心呕吐，心下痞闷，伴腹泻稀便，观其舌质淡红，苔薄黄，诊其脉弦略数，此为寒热错杂，中焦气机痞塞所致，治当寒热并用，辛开苦降，方拟半夏泻心汤加味：姜半夏 10 克，黄芩 10 克，党参 12 克，干姜 10 克，砂仁 10 克，黄连 5 克，炙甘草 10 克，大枣 10 枚，一剂。嘱药后服糜粥。二诊：服药后恶心已除，仍心下痞，口苦，大便稀，用药中的，前方去黄连，再进一剂。三诊：前症悉除，唯乏力，纳呆，舌淡红，苔薄白，脉细，参苓白术散三剂善后。

**【按】** 急性胃肠炎属临床常见病，若出现呕恶痞利诸症，西药难以奏效。寒热错杂，中焦气机痞塞使然，治当寒温并用，辛开苦降，半夏泻心汤为治本证之良方，辨证准确，效如桴鼓。

# 46 慢性支气管炎（膀胱咳）案

咳而遗溺，《黄帝内经》称之为膀胱咳，乃咳嗽日久，由脏及腑，膀胱失约所致。治当温肾固摄则咳嗽除而小便自控。用右归饮加味立效。

刘某，女，51岁，教师。咳嗽三个月加重伴咳而遗尿一个月。中西药治疗罔效。2011年10月20日初诊：症见咳嗽痰多色白而清稀，昼轻夜重，遇寒加剧，伴腰膝酸软，形寒肢冷，且每当咳嗽则小便自遗，苦不堪言。观其舌质淡胖，苔白而滑，诊其两脉沉细无力。证属肾阳虚衰，膀胱约束无权，肺失宣降。治当温肾固摄，敛肺止咳。方用右归饮化裁：制附子10克（先煎），肉桂6克（后下），熟地黄15克，山茱萸10克，山药10克，补骨脂10克，枸杞子10克，菟丝子10克，鹿角胶15克（烊化），桔梗6克，胡芦巴10克，五味子5克，干姜5克，炙甘草10克，五剂，嘱注意保暖。二诊：患者甚是欣喜，诉小便已能自控，咳嗽减轻，痰量减少，平素之腰膝酸软亦明显好转，原方再进五剂。三诊：前症悉除，以金匮肾气丸善后。

**【按】**《素问·咳论》“肾咳不已，则膀胱受之”，本案患者年过“七七”，肾气已衰，咳嗽日久，由表及里，由脏及腑，膀胱受邪，约束无权，加之肺失宣降，故咳而遗尿。其标在肺，其本在肾与膀胱。故温肾固摄，佐以敛肺止咳而收功。所谓治病“求其属也”。

# 47 尿毒症（关格）案

尿毒症晚期多为脾肾虚衰，气化不利，浊邪壅塞，而致小便不通与呕吐并见的危重症。治当以温补脾肾，化湿降浊，祛瘀利水，故用温脾汤加味收效。

刘某，女，33 岁，农民。反复出现全身浮肿三年，加重伴尿少 10 日入住我院治疗。经中、西药联合治疗 3 日，每日尿量仍少于 200 毫升，邀余会诊。症见面部及双下肢浮肿，腹胀，恶心，食入即吐，观其舌质紫暗而淡胖，边有齿痕，苔白滑，脉沉细而涩。此属脾肾阳虚，瘀水互结，浊阴上逆使然。治当温阳利水，祛瘀降浊，方用温脾汤化裁：红参 10 克，附片 10 克（先煎），干姜 10 克，桂枝 10 克，茯苓 20 克，白术 10 克，酒大黄 10 克，水蛭 5 克，红花 5 克，泽泻 20 克，三剂。二诊：尿量增至每日 500 毫升，能进少量糜粥，原方再进五剂。三诊：尿量每日约 800 毫升，能正常进食。肾功能检查示尿素氮及肌酐均有明显下降。原方加减治疗一个月，病情稳定出院。

**【按】**关格多出现尿毒症患者中晚期，脾肾阳虚，水湿停聚，三焦壅塞不通，浊邪上逆。本例患者舌质紫暗，脉沉而涩，示有瘀象，故治疗在温阳利水上加活血化瘀之品获效。《素问·汤液醪醴论》“祛宛陈莝”此之谓也。

## 48 功能性消化不良（痞满）案

功能性消化不良多为脾胃虚弱，中焦气机不利，升降失司而出现腹部胀满，纳呆便溏，早饱嗳气，甚或有恶心呕吐等诸症。脾阳得温，中焦得运则升降相宜而痞满自除，故用附子理中汤获效。

范某，女，56岁，农民，腹部饱胀三个月，肝胆B超、纤维胃镜及肝功能等检查未发现异常，诊断为功能性消化不良。于2012年9月5日就诊。初诊：症见腹部饱胀不适，时轻时重，喜温喜按，神疲乏力，纳呆便溏，观其舌质淡，苔薄白，诊其脉细而弱。此属脾胃虚弱，健运失职，升降失司使然。治当益气健脾，消胀除满，方用附子理中汤加味：附片10克（先煎），红参10克，炒白术10克，干姜6克，黄芪20克，枳壳10克，厚朴10克，砂仁6克，炙甘草10克，大枣7枚，七剂。二诊：诸症明显减轻，舌脉如前，再进原方七剂而愈。

**【按】** 痞满有虚实之分，实则阳明，虚则太阴。本案为脾胃虚弱，中焦失运所致。遵仲景“宜服四逆辈”之训，“塞因塞用”，用附子理中汤加味而收功。

## 49 眼底出血（络损暴盲）案

眼底出血虽病因多端，然病程日久，其病理关键为瘀阻视衣之络脉，至视力骤降或失明。痃瘀痼疾，非峻剂不破。故用水蛭等破瘀散结之品而获效。

刘某，女，50岁，工人，双眼视力骤降一年，先后在本地及省城眼科专科医院检查双眼视力眼前指数30厘米，诊断为“视网膜静脉周围炎”“眼底出血”，中、西药治疗无效。1995年3月延余诊治。初诊：症见双目失明，外观无明显异常，观其舌质淡红，舌下瘀紫，诊其脉弦而涩，正气不虚，瘀阻视衣。破血散瘀通络，用血府逐瘀汤化裁：当归10克，川芎10克，赤芍10克，生地黄20克，桃仁10克，红花5克，牛膝10克，柴胡10克，茺蔚子10克，水蛭5克，三棱10克，莪术10克，党参15克，浙贝母15克，鳖甲10克，炙甘草10克，七剂。二诊：服上方无明显不适，视力无变化，原方再进二十剂。三诊：患者在诊脉时诉眼能看清斜上方墙壁时针指针，示瘀血逐步散开，药已见效，守原方二十剂。四诊：患者右眼视力为0.1，左眼视力为0.2，能生活自理，用四物汤合六味地黄汤善后。一年后回访，双眼视力均为0.5。

**【按】**本案瘀阻视衣一年之久，恐一般活血化瘀之品难以奏效，况其正气不虚，可耐攻伐，故投破瘀之峻剂，特别水蛭一味，破血通络。《神农本草经》“主逐恶血”，为治疗眼底瘀血之上品。

# 50 非特异性水肿（水肿）案

非特异性水肿多发生于绝经期前后女性患者，系肾气不足，气化无权，水液停聚使然，以双下肢凹陷性水肿、面部郁胀为主要临床表现。温养匮乏之肾气，气化有权，则水肿自消，故用肾气丸加味收效。

胡某，女，56 岁，教师，双下肢水肿三个月，诊断为非特异性水肿，于 2013 年 5 月 8 日就诊。初诊：双下肢水肿，晨起面部郁胀，腰气酸软，失眠多梦，夜尿多，观其舌淡苔薄，诊其脉沉细无力。症属肾气不足，膀胱气化无权，水液停聚之阴水。治当温肾利水，标本同治，遵仲景肾气丸化裁：附子 10 克（先煎），桂枝 10 克，山茱萸 10 克，山药 10 克，泽泻 20 克，牡丹皮10 克，茯苓 20 克，白术 15 克，红花 5 克，炙甘草 10 克，五剂。二诊：服药后双下肢水肿明显减轻，腰膝酸软亦见好转，舌质红苔白，脉沉细，守原方七剂。三诊：双下肢水肿消除，晨起无面部郁胀不适，睡眠转佳，舌脉同上，嘱服肾气丸一个月巩固疗效。

**【按】**“盖水为至阴，其本在肾”，本案为肾气亏虚，膀胱气化无权，水液停聚所致。肾虚为本，水肿为标，当温肾利水，标本同治，故用肾气丸加味而收功。

# 51 糖尿病（消渴）案

糖尿病病程日久，多为肾虚阳气衰微，既不能蒸腾津液以润，又不能化气行水，水液下趋，出现消渴多饮，小便反多诸症。补肾之虚，温养其阳，恢复蒸津化气之功则消渴自除，故用肾气丸而收功。

肖某，男，65 岁，退休工人，患 2 型糖尿病十余年，口服降糖药空腹血糖控制在 7.0～8.0 mmol/L 之间，但口渴尿多一直未解决，于 2013 年 6 月 2 日就诊。初诊：口渴多饮，腰膝酸软，小便量多，形寒肢冷，观其舌淡苔白，诊其脉沉细无力，证属肾阳虚衰，蒸腾无力，固摄失司，治当滋阴温阳，补肾固摄，方用金匮肾气丸加味：附片 10 克（先煎），肉桂 6 克（后下），熟地黄 20 克，山茱萸 10 克，山药 10 克，泽泻 10 克，牡丹皮 6 克，茯苓 10 克，金樱子 10 克，双蟫蛸各 10 克，七剂。二诊：口渴明显减轻，尿量减少，仍腰酸膝冷，舌淡红，苔薄白，脉沉细无力，仍守前方七剂。三诊：尿量每日约 1 600 毫升，无明显口渴，怕冷腰酸诸症减轻，舌淡苔白，脉细，上方去金樱子、双螵蛸，二十剂善后。

**【按】**消渴之病机，多以阴虚为本，燥热为标立论，治疗以养阴清热为大法，本案消渴日久，阴损及阳，肾阳虚衰，则蒸腾无力，气化失权，故用肾气丸加味，温肾固摄而获效。

# 52 胃肠型感冒（太阳阳明合病）案

急性小肠炎表现为恶寒、无汗、身痛、项强，粪水杂下，多为风寒外束，太阳经输不利，邪迫大肠使然，辛温解表，升津舒经，升清止利则诸症自消，故用葛根汤获效。

刘某某，女，42 岁，工人。受凉后出现恶寒身痛，腹泻水样便 2 日，自服藿香正气丸不效，当地诊所输液（药物不详）并服新加香薷饮两剂未效，于 2012 年 7 月 16 日就诊。症见：恶寒无汗，头痛身痛，颈项转动不灵，小便可，大便稀水样，肛门无灼热感，观其舌淡红，苔白，诊其脉浮紧。证属风寒外束，太阳经输不利，邪迫大肠传导失司，治当辛温解表，升津舒经，升清止利，方用葛根汤化裁：葛根 60 克，麻黄 10 克，桂枝 10 克，白芍 20 克，生姜 10 克，大枣 20 克，羌活 10 克，炙甘草 10 克，三剂而愈。

**【按】**《素问·阴阳应象大论》“湿胜则濡泻”，暑月当令，从湿治之乃医之常法。然本案以恶寒无汗，身痛项强，脉浮紧为主症，太阳伤寒表实洞然，又兼下利粪水，无恶臭及肛门灼热感，为邪迫大肠，传导失司，实属太阳阳明合病。治当表里双解，所谓“逆流挽舟”之法。故用葛根汤加味而收功。是故治病不可不法于时，亦不可拘于时。

# 53 慢性阻塞性肺疾病（喘咳）案

慢性阻塞性肺疾病感受外邪，邪热不去，郁而化热，素体痰邪从热化，痰热互结心下胸膈而出现胸满喘咳，痰黄黏稠诸症。清热涤痰，宽胸开结则喘满自除，故用小陷胸汤而获效。

薛某某，男，72岁，退休工人。反复发作喘咳、痰多十年，加重一星期。确诊为慢性阻塞性肺疾病，肺部感染。外院输液治疗3日，症状未见好转，于2013年6月20日就诊。初诊：胸闷喘咳，痰黄黏稠，心下痞硬，按之则痛，观其舌质红，苔黄腻，诊其脉浮而滑，证属痰热互结胸膈，治当清热涤痰，宽胸开结，方用小陷胸汤化裁：法半夏10克，黄连10克，全瓜蒌10克，黄芩10克，浙贝母15克，紫苏子10克，杏仁10克，桔梗10克，鱼腥草20克，葶苈子10克，甘草10克，五剂。二诊：胸满喘咳明显减轻，痰量减少，舌质红，苔薄黄，脉滑，上方再进五剂。三诊：痰量明显减少，舌质红，苔薄黄，脉细，上方去鱼腥草、浙贝母，加南沙参15克，五剂，病情稳定出院。

**【按】**喘咳一证，病位在肺，本案喘咳与心下硬痛并见，病位在中上二焦，乃痰热互结胸膈所致。当以清热涤痰，宽胸开结为治，故用小陷胸汤化裁收功。

# 54 慢性溃疡性结肠炎（久利）案

慢性溃疡性结肠炎多以虚实互见，寒热错杂为主，既有下利赤白清稀，肛门重坠，四肢不温之寒，又有口苦心烦之热，清上温下，寒温并用，故用乌梅丸获效。

刘某某，男，62岁，农民。腹泻脓血样便三年，加重7日，于2013年7月6日就诊。外院已确诊溃疡性结肠炎。初诊：腹痛，腹泻赤白清稀黏液便，肛门坠胀，神疲乏力，形寒肢冷，口苦心烦，小便清长，观其舌淡苔薄黄，脉细略数，证属寒热错杂，大肠传导失司。治当寒温并用，清上温下，方用乌梅丸作汤：乌梅30克，附片10克（先煎），桂枝10克，干姜6克，细辛3克，花椒10克，黄连10克，黄柏10克，党参15克，当归10克，五剂。二诊：腹痛明显减轻，肛门坠胀、形寒肢冷等症亦见减轻，观舌淡苔薄白，脉细，上方加赤石脂30克（包煎）七剂。再诊：病情稳定，续上方近三十剂而愈。

**【按】**初痢多实，久痢多虚，调气行血，治痢之常法。本案痢久致虚，脾肾阳虚则利下赤白清稀，热邪上扰故口苦心烦。遵仲景乌梅丸“又主久利”之训，原方作汤，清上温下，寒温并用而收功。

# 55 寒冷性荨麻疹（瘾疹）案

寒冷性荨麻疹多为禀赋不足，卫外不固，感受风寒之邪，腠里闭塞，营阴被郁所致。表现为遇寒刺激部位则突感丘疹隐隐，瘙痒难忍，其色不红，时抓时起。散寒则营卫宣畅，疹消痒止，故用麻黄汤加味获效。

肖某某，女，36 岁，教师。于 2013 年 3 月 20 日就诊。寒冷性荨麻疹多年，初服赛庚啶等抗过敏药可控制症状。昨日遇寒又起瘾疹，西药不效，转求中医治疗。初诊：面部、手背等暴露部位遍起瘾疹，高出皮肤，其色不红，瘙痒难忍，伴身痛恶寒，二便可。观其舌淡苔薄白，脉浮而紧，乃风寒束表，营阴郁滞所致。治当疏风散寒，宣畅营阴。方用麻黄汤加味：麻黄 10 克，杏仁 10 克，桂枝 10 克，川芎 10 克，炙甘草 6 克，三剂而快消痒止，随访半年未见复发。

**【按】**《素问·至真要大论》“诸痛痒疮皆属于心”，言其火热之邪致痒。本案为禀赋不足，风寒外束，营阴郁滞所致，治当祛风散寒，宣畅营阴，故用麻黄汤治之。川芎一味“能去一切风”，《本草汇言》取“治风先治血，血行风自灭”之意。

# 56 慢性前列腺炎（癃闭）案

慢性前列腺炎多为阴亏血少，热郁下焦，膀胱通调失职，导致小便淋涩不畅等症，阴血得养，热郁得开，湿热得除，水道畅利，则小便通畅，故用当归贝母苦参丸加味获效。

岳某某，男，66岁，退休工人，于2012年10月12日就诊。患慢性前列腺炎七年，常服“非那雄胺”“前列金丹”，严重时借导尿术排尿，苦不堪言。昨日又出现排尿不出，转求中医治疗。初诊：小便点滴难下，茎中刺痛，小便短赤灼热，少腹胀满，口苦口干，观其舌质红，苔黄，脉细而数，证属血虚热郁，湿热蕴结膀胱。治当养血开郁，清热除湿，方用当归贝母苦参丸加味：当归10克，浙贝母20克，苦参10克，黄柏10克，川芎10克，沉香10克，人中黄10克，一剂，水煎少量频服，并嘱自行按摩少腹部。二诊：昨晚小便能自行排除，但仍不畅利，伴茎中刺痛，舌质红，苔薄白，脉细，药用中的，上方加黄芪30克，三剂，小便通畅。

**【按】**当归贝母散系仲景治疗妇人妊娠小便难方，本案虽为男性慢性前列腺炎患者，小便点滴难下，茎中刺痛，口苦口干，为血虚热郁，湿热蕴结膀胱所致，病机相同，异病同治，且条文下有“男子加滑石半两”字样，说明本方男女均可用之。故用当归贝母苦参丸加味而收功。

# 57 血管性痴呆（多寐）案

血管性痴呆表现为精神不振，倦怠嗜卧，心神昏聩，多为阳气虚衰，清阳不升所致。温补阳气、升阳举陷则精神转佳，故用四逆汤合补中益气汤获效。

刘某某，女，78岁，农民。2013年3月12日就诊，中风（缺血性）后三年，神志清楚，右侧肢体活动欠利（右上下肢肌力为Ⅳ级）。因整日昏昏欲睡，精神萎靡，延于诊治。初诊：心神昏浊，倦卧多寐，气短懒言，形寒肢冷。观其舌淡苔白，诊其脉沉细无力，证属阳气虚衰，清阳不升。治当温补阳气，升阳举陷，方用四逆汤合补中益气汤化裁：附子10克（先煎），干姜10克，红参10克，当归10克，白术10克，陈皮10克，柴胡6克，升麻6克，黄芪30克，炙甘草10克，七剂。二诊：服药后精神转佳，白天入睡次数及时间明显减少，舌脉同前，原方再进七剂，后以金匮肾气丸调治月余。

**【按】**《素问·生气通天论》“阳气者，精则养神”，本案年老久病，脾肾阳气虚衰，清阳不能上升营养清窍，故而倦怠多寐，形寒肢冷诸症并见，当以温补阳气，升阳举陷为治，故用四逆汤合补中益气汤收功。

# 58 慢性咽喉炎（喉痹）案

慢性咽喉炎表现为咽喉疼痛，不红不肿，气逆欲呕，恶寒脉细者，多为寒邪客于咽喉，邪气痹阻，痰湿阻滞所致。通阳散寒，涤痰开结，则喉痛自除，故用半夏散及汤获效。

苏某某，女，38岁，教师。患慢性咽喉炎多年，经常服清热解毒利咽之品不效，每感风寒则疼痛加重，于2013年2月22日就诊。初诊：咽喉疼痛恶寒，气逆欲呕，观其咽喉不红不肿，舌淡苔白，诊其两脉细而弱，证属寒客咽喉，痰湿瘀滞。治当通阳散寒，涤痰开结，方用半夏散及汤：半夏10克，桂枝10克，麻黄6克，炙甘草10克，三剂，每日一剂，频频含咽。二诊：服药后咽痛明显减轻，不恶寒，续上方七剂而愈。

**【按】**《素问·厥论》“手阳明、少阳厥逆，发喉痹、嗌肿”，咽痛一症，火居八九，清热解毒利咽为其常法，芩、连、蒡、桔多用。本案咽痛不肿，恶寒，气逆欲呕，舌脉相参，乃寒客咽喉，痰湿阻滞所致。治当通阳散寒，涤痰开结，故用半夏散及汤收功。

# 59 眩晕症（少阳证）案

感冒后出现眩晕，多由外邪不从外解，循经客于少阳，少阳枢机不利，表现为头晕目眩，口苦咽干，往来寒热诸症。和解少阳，达邪外出则晕眩自除，故用小柴胡汤获效。

肖某某，女，38岁，教师。感冒后恶寒身痛5日，自服感冒药后症状减轻，近3日出现头晕目眩，温温欲呕，诊所诊为眩晕症，输液2日不效，于2013年4月16日就诊。初诊：头晕目眩，口苦咽干，往来寒热。观其舌质淡红，苔薄黄，诊其脉弦。证属邪客少阳，枢机不利。治当和解少阳，透邪外出，方用小柴胡汤：柴胡10克，黄芩10克，半夏10克，党参15克，干姜10克，大枣5枚，炙甘草10克，三剂而愈。

**【按】**《黄帝内经》提及诸风掉眩，皆属于肝。近代诸贤论眩，以风、火、痰、虚、瘀为说，唯仲景论及少阳。本案感冒后继发眩晕，口苦咽干，往来寒热，邪客少阳洞然，治当和解少阳，故用小柴胡汤收功。

# 60 风湿性关节炎（痹证）案

风湿性关节炎病程日久，多为肾阳虚衰，水寒不化，寒湿留着于筋脉骨节肌肉所致，表现为骨节疼痛，背寒肢冷，脉沉紧等症。温阳化湿，镇痛祛寒则痹痛自除，故用附子汤获效。

张某某，男，67岁，农民。患风湿性关节炎十年，中、西药治疗症状有所改善，病势缠绵，于2012年12月20日就诊。初诊：骨节冷痛，身寒背寒，手足逆冷，面色㿠白，小便清长。观其舌淡苔白，诊其脉沉紧。证属肾阳虚衰，寒湿内盛，治当温阳化湿，镇痛祛寒，方用附子汤加味：附子20克（先煎），白术10克，茯苓20克，红参10克，白芍15克，细辛3克，炙甘草10克，七剂。二诊：服药后骨节疼痛、形寒肢冷均见减轻，舌脉如前，药用中的，上方再进七剂。病情逐渐好转，原方出入二十剂而愈。

**【按】**《素问·痹论》："风寒湿三气杂至，合而为痹也。"本案病程日久，且患者年过八八，肾气已衰，肾阳虚衰，水寒不化，寒湿留着筋骨肌肉关节，经脉受阻，经气不利，故身体骨节冷痛，背寒肢冷，脉沉紧。治当温阳化湿，镇痛祛寒，故用附子汤而收功。

# 61 感冒（热病后气阴两伤）案

感冒经治疗后表现为虚羸少气，气逆欲呕，多为伤寒热病解后，气阴两伤，余邪未尽所致。益气养阴，清热和胃则身体复常，故用竹叶石膏汤获效。

陈某某，男，65岁，退休工人。本月初恶寒发热3日，当地以感冒治疗后退热，近十余日周身乏力，纳差，恶心，于2013年8月10日就诊。初诊：虚羸少气，气逆欲呕，口渴纳差，心烦不宁，夜寐欠佳。观其舌红少苔，诊其脉细数，证属热病后余热未消，气阴两伤。治当益气养阴，清热和胃，方以竹叶石膏汤：淡竹叶10克，生石膏30克，白人参10克，麦冬15克，半夏10克，炙甘草10克，另加生姜3片，大枣5枚，粳米50克，三剂。二诊：诸症减轻，食欲增加，舌脉如前，守上方再进三剂而愈。

**【按】**伤寒热病，或因热蒸汗出，或因发散太过，汗出伤阴，气随阴脱，致气阴两伤，余热未清。治当益气养阴，清热和胃，仲景竹叶石膏汤滋而不腻，燥而不伤阴，诸药合用，既清其余热，又益其阴气，更兼和胃降逆之功，实为热病后期气阴两伤之良方。

# 62 多发性神经炎（痿证）案

多发性神经炎表现为双下肢软弱无力，皮肤干燥，烦热口渴，咽喉不利，多为肺热津伤，筋脉失养所致，肺燥得润，筋脉得养，则痿弱自除，故用沙参麦冬汤加味获效。

肖某某，男，27岁，农民，于2013年10月20日就诊。患者于2013年10月10日受凉后出现鼻塞、流涕、咽痛，两天后发热，体温39.1℃，当地输液治疗后体温正常，10月18日出现双下肢软弱无力，经过多项检查考虑多发性神经炎，治疗不见好转，要求中药治疗。刻诊：双下肢软弱无力，心烦口渴，咽干不适，皮肤干燥，大便干，小便黄。观其舌质红，苔薄黄，诊其两脉细而数。证属肺燥津伤，筋脉失养。治当清热润燥，养阴生津，方用沙参麦冬汤加味：沙参20克，麦冬20克，西洋参10克，天花粉10克，玉竹10克，阿胶10克，当归10克，桑叶10克，杏仁10克，甘草10克，五剂，腺苷钴胺500 μg，im，qd。二诊：双下肢软弱好转，能自行行走，仍心烦口渴，舌质红，苔黄，脉细而数，上方加石膏30克，七剂，病情渐见好转，上方出入二十剂而愈。

**【按】**《素问·痿论》："故肺热叶焦，则皮毛虚弱急薄，著则生痿躄也。"《素问·至真要大论》："诸痿喘呕，皆属于上。"本案病发热以后，热盛伤津，津伤则五脏不荣，筋脉失养故出现双下肢软弱无力，心烦口渴，皮肤干燥诸症。治当清热润燥，养阴生津，故用沙参麦冬汤加味收功。

## 63 慢性阻塞性肺疾病（肺胀）案

喘咳多年，胸闷，大便干结，多属腑气不通，肺失肃降，上逆作喘使然，泻热通腑，肺气自降，则喘促自平，故用六磨汤加味获效。

张某某，男，78岁，2016年5月16日就诊。慢性阻塞性肺疾病多年，5月10日因受凉后喘促加重，胸部胀满，咳嗽，痰多而黏，腹胀，大便干结。观其舌质淡红，苔黄而厚，诊其两脉弦而有力，证属痰热腑实，肺气上逆。治当清肺化痰，泻热通腑，方用六磨汤加味：大黄10克（后下），枳壳10克，木香10克，乌药10克，槟榔10克，沉香10克，南沙参20克，杏仁10克，浙贝母10克，黄芩10克，半夏10克，莱菔子10克，甘草10克，五剂。二诊：大便已通，喘促明显减轻，咳痰减少，舌质红，苔薄黄，脉弦有力。上方去大黄，加紫苏子10克，桑白皮15克，三剂而愈。

**【按】**《素问·五藏别论》“魄门亦为五藏使”，本案患者，年老久病，胸部胀满，喘促便秘并见，肺与大肠相表里，腑气不通则肺气不降，上逆而为胀为喘，法当通腑降逆平喘，故用六磨汤加味而收功。

# 64 过敏性紫癜（紫斑）案

过敏性紫癜表现为皮肤紫斑如锦纹，皮色鲜泽者，多为热毒血瘀所致。清热解毒，凉血散瘀，则肿退瘀消，故用升麻鳖甲汤合犀角地黄汤获效。

周某，女，24岁。患过敏性紫癜半年余，于2014年2月2日就诊。刻诊：全身皮肤多处紫斑，皮色鲜泽，状若锦纹，面部红赤，口苦咽痛，大便秘结。观其舌质红，苔黄，诊其两脉弦而滑，证属热毒血瘀之紫斑。治以清热凉血，解毒散瘀。用升麻鳖甲合犀角地黄汤加减：升麻10克，鳖甲20克（先煎），当归10克，水牛角50克（先煎），牡丹皮10克，紫草10克，赤芍10克，生地黄20克，玄参10克，麦冬15克，川芎10克，黄连10克，甘草10克，七剂。二诊：服上方紫斑明显消退，舌质红，苔薄而黄，脉弦。效不更方，仍以上方七剂而愈。

**【按】**《金匮要略·百合狐惑阴阳毒病脉证治第三》："阳毒之为病，面赤斑斑如锦纹，咽喉痛……升麻鳖甲汤主之。"本案表现为皮肤紫斑，皮色鲜泽，状若锦纹，且口苦咽痛，与阳毒相类，乃热毒血瘀所致，仿仲景升麻鳖甲汤法，用升麻鳖甲汤合犀角地黄汤加减而收功。

# 65 老年性多尿（尿频）案

老年多尿并咳喘日久者多为肺气虚冷，不能制约下焦，固摄无权所致，治当温肺补气，故以甘草干姜汤加味获效。

刘某某，男，72岁，咳喘病史多年，近期出现尿频，夜间为甚，动则喘促，痰少而稀白，伴腰膝酸软，形寒肢冷，大便偏稀。观其舌质淡，苔白，诊其两脉沉细无力。血糖正常。证属肺气虚冷，下元不固。治当温阳补肺，固肾缩泉，方用甘草干姜汤合肾气丸加味：炙甘草20克，干姜10克，熟地黄15克，酒萸肉10克，山药10克，泽泻10克，牡丹皮10克，茯苓10克，益智仁10克，木香6克，七剂。二诊：服上方明显好转，特别是起夜次数明显减少，舌脉如前，仍守上方十剂，小便次数与量恢复正常。

**【按】**《金匮要略·肺痿肺痈咳嗽上气病脉证并治第七》："肺痿吐涎沫而不咳者，其人不渴，必遗尿，小便数，以上虚不能制下故也。此为肺中冷，必眩，多涎唾，甘草干姜汤以温之。"本案患者年届七旬，又久患喘咳，肺气必虚，肺虚则水道不调，治节乖乱，下元不固而尿频，治当温阳补肺，固肾缩泉，故用甘草干姜汤加味而收功。

# 66 上睑下垂（睢目）案

外伤性动眼神经损伤，表现为上睑下垂，多为淤血阻络，睑肌失养，上胞无力抬举使然，活血通络，升提中气，胞睑抬举复常，故用桃红四物汤加味而愈。

夏某，女，58岁，因左眼上睑不能上提三个月为主诉，2017年1月13日就诊。诉2016年10月因头部外伤在市中心医院住院治疗出现左眼睑不能上提，睑裂消失，诊断为动眼神经损伤，住院近三个月，其他外伤情况明显好转，唯左眼睑下垂无任何改善，并断言治疗无望而出院，后经人介绍求余诊治。刻诊：左眼睑不能上提且无眨眼动作，余无不适，二便自调，观其舌质淡红，苔白薄，诊其两脉稍弱。舍脉从证，结合病史。诊为淤血阻络，睑肌失荣之上胞下垂，以活血通络为第一要义，佐以升阳举陷之品。方以桃红四物汤加味：当归10克，川芎10克，生地黄10克，赤芍10克，桃红10克，红花5克，土鳖10克，黄芪30克，羌活10克，升麻10克，党参10克，炙甘草10克，七剂。二诊：服上方无明显改善亦无不适，上方加三七5克，十五剂。三诊：左眼睑稍有眨眼动作，余证同前，上方加水蛭5克，改党参为红参10克，再进十五剂。四诊：左眼睑在阴暗处可微微睁开缝线，可自视下肢，稍有畏光，上方加决明子20克，再进十五剂。五诊：左眼睑能上提，睑裂可打开三分之二，视物如常，上方再进十五剂而愈。

**【按】**上睑下垂古称为睢目，多责之于气虚、阳虚或痰湿阻络，胞睑升举无力。本案系外伤所致，舌脉如常，结合病史，当属淤血阻络，治以活血通络，升阳举陷，故用桃红四物汤加味而收功。俗云“眼百剂”，意即眼疾服药时间较长，本案能够收到满意效果与患者相信医生，坚持服药密不可分。所谓“任医”之功也。

# 67 灼口综合征（舌麻）案

灼口综合征表现为舌麻、舌痛、口腔黏膜干燥不适，多为脾肾两亏，津不上承，治当补益脾肾，升津润燥为法，故用麦味地黄汤加味获效。

汤某某，女，58岁，舌麻、舌痛三年，多家医院确诊为灼口综合征，中、西药治疗效不显。刻诊：舌麻木，舌痛，口腔黏膜干涩不适，伴乏力，纳呆，腰膝酸软，大便偏干，小便可。观其舌质淡红，少苔，诊其两脉沉细无力。证属脾肾两虚，津不升承。治以补益脾肾，生津润燥，方拟用麦味地黄汤加味：麦冬15克，五味子5克，生地黄15克，山茱萸10克，山药10克，茯苓10克，牡丹皮10克，泽泻10克，黄芪30克，白人参10克，木香6克，升麻6克，柴胡6克，葛根30克，甘草15克，七剂。二诊：诉服药后舌麻舌痛好转，余证同前，上方再进七剂。三诊：舌麻舌痛已除，唯口腔两颊黏膜仍有干涩不适，上方加重楼10克，十五剂。三个月后来院，诉舌及口腔无明显不适。

**【按】**《灵枢·经脉》："脾足太阴之脉……连舌本，散舌下……是主脾所生病者，舌本痛……肾足少阴之脉……循喉咙，挟舌本……是主肾所生病者，口热舌干……"本案女性患者，年近六旬，肾气已亏，尤为阴精之不足，脾虚则水津不布，津不上承。当健脾补肾，生津润燥，故用麦味地黄汤加味收功。

# 68 神经衰弱（暑月畏冷）案

每逢暑月畏冷，入秋则缓，典籍记载尚少，舌脉不虚，湿热郁滞明显，卫阳不伸，不能温煦肌表。湿热除而卫阳输布复常，则畏冷自除，故用三仁汤获效。

某妇，务农，年近八十，每逢暑月天气，则形寒肢冷，汗出恶风，得衣被不解，附、桂、参、芪、龙、牡等温补固摄之品罔效，延至秋冬，天气转冷，诸证自平，历经三年不愈，延余诊治，时值小暑，室外35℃，常人短衣短裤，尤感炎热难当，而其长衣长裤，且上身加穿薄毛衣，仍感形寒肢冷，恶风，扪及颈背，汗出而黏，伴腹胀纳呆，小便短赤，大便尚可。观其舌质淡红，苔黄，诊其两脉濡数，证属湿热弥漫三焦。治以宣上、畅中、渗下之法，拟以三仁汤化裁：杏仁10克，豆蔻10克，薏仁10克，厚朴10克，木通10克，半夏10克，竹叶10克，滑石30克，茯苓20克，柴胡10克，黄芩10克，甘草5克，五剂。二诊：汗出，恶风畏冷明显减轻，舌质淡红，苔薄黄，上方加白术再进五剂。三诊：自觉如常人，舌红，苔白，脉细，用参苓白术散五剂善后。

**【按】**畏冷，汗出，恶风，常法多以温补固摄，或调和营卫。然本案历时三年，且寒冷季节如常，暑热季节发病，且证属阳虚气弱，而实属本为湿热之体，加之时令之暑湿外侵，内外相搏，湿热弥漫三焦，卫气不伸则畏冷，恶风，湿热郁蒸则汗出，湿热阻滞中焦则腹胀纳呆，湿热下注则尿赤。前医未得其本，固附、桂、参、芪、龙、牡罔投，遵吴鞠通分消走泄之法，宣上，畅中，渗下，湿热一去，则诸证自平，故用三仁汤化裁收功。

# 69 急性胰腺炎（腹满）案

急性胰腺炎表现为腹部胀满，甚则呕恶，多责之于湿滞中焦，治当燥湿运脾，行气导滞，故用平胃散加味获效。

李某某，男，54 岁，急性胰腺炎住院治疗第五天，以腹部胀满为主，邀中医会诊。刻诊：腹胀，恶心，小便可，大便稀（药物所致）。观其舌质淡，苔白而厚，诊其两脉濡。证属湿滞中焦，脾气不运，治当燥湿运脾，方用平胃散加味：厚朴 10 克，陈皮 10 克，苍术 10 克，炙甘草 6 克，豆蔻 10 克，砂仁 6 克，柴胡 10 克，枳壳 10 克，三剂。一剂后腹胀减轻，三剂后腹胀悉除。

**【按】**急性胰腺炎腹胀，大概率湿热居多，然本案腹胀，舌脉均示寒象，辨为湿滞中焦。故用平胃散加味收功。经云“善诊者，察色按脉，先别阴阳”是之谓也。

# 70 血小板增多症（血症·淤血）案

血小板增多症中医多归属于淤血范畴，治疗当以活血化瘀为法，故用桃红四物汤化裁获效。

凌某某，男，80岁，以“血小板增多症三年”于2016年6月就诊。血小板计数$968\times10^9/L$，外院多方诊治，血小板增多原因不详。中、西药治疗无效。刻诊：面部通红，头晕，纳食睡眠可，二便自调。舌质偏红，苔薄黄，脉弦有力。综观舌脉症，证属淤血停着，肝阳偏亢，治当活血化瘀，平肝潜阳，拟方：当归10克，川芎10克，赤芍10克，桃仁10克，红花5克，水蛭5克，七剂。二诊：用药后无明显变化，舌脉同前，上方加石决明30克，三七5克，十剂。三诊：面部通红明显减轻，头不晕，舌质红，苔黄，脉弦。血小板计数$701\times10^9/L$。患者嫌煎药不方便，上方改为颗粒剂，嘱服用三个月。患者长期旅居外地，未经常检查，在家间断服药。2020年10月来院复查，血小板计数$206\times10^9/L$，无身体不适。

**【按】**不明原因性血小板增多症西医尚无有效的治疗方法，除存在血栓形成或出血的风险，患者大多无明显不适。中医对此病尚无明确记载，笔者据其面色通红，脉弦有力且加之年事已高，结合血小板计数指标，辨为淤血停着，肝阳上亢，用活血化瘀，平肝潜阳的药而收功。启示：现代医学某些难治性疾病，以中医思维理念治疗往往可以找到突破口，收到意想不到的效果。

# 71 胰头癌（恶心）案

胰头癌表现为恶心、乏力、口干，多为气阴两亏，治当以益气养阴，和胃降逆，故用竹叶石膏汤加味获效。

胡某某，男，67岁，胰头癌晚期，多家医院规劝放弃治疗，然恶心难忍，家属再三要求中药治疗，希望尽量减少痛苦。刻诊：形体消瘦，面色黧黑，恶心欲吐，不能进食，观其舌红少苔，诊其两脉细而无力。证属气阴两虚，胃气上逆。治当益气养阴，降逆和胃，方拟竹叶石膏汤加味：淡竹叶10克，石膏30克，人参10克，法半夏10克，麦冬15克，砂仁10克，粳米50克，大枣5枚，三剂，嘱少量频服。二诊：家属来院代开药，诉恶心已除，能进食少量米饭，药用中的，前方再进五剂，呕恶悉除。

**【按】**竹叶石膏汤乃仲景为病后余热未清而设，本案患者胰头癌晚期，病非伤寒，然脉证与病后余热未清契合，有是证便用其方，故用竹叶石膏汤加味获效。垂危重症虽属难挽，若能缓解一症，减轻痛苦，亦不失医者之仁心。

# 72 下肢冷（肢厥）案

湿热留连，气机郁滞，阳气不能输布卫表，则肢冷汗出等。此时温阳尤恐助热，燥湿又虑伤津，唯当淡渗利湿，使湿从小便而出，阳气得以输布，而厥冷自除。

李某某，男，55岁，双下肢逆冷五个月，服肾气丸、四逆之辈罔效。于2020年7月1日初诊：双下肢逆冷，时微汗出，纳呆，便溏，小便黄，舌质红，苔黄腻，脉濡，辨为湿热郁滞之肢厥。治当淡渗利湿，投三仁汤：薏苡仁30克，苦杏仁10克，白蔻仁10克，厚朴10克，木通10克，滑石粉30克（包煎），法半夏10克，淡竹叶20克，七剂。2020年7月8日二诊：双下肢逆冷明显减轻，二便正常，偶有微汗，舌质红，苔薄黄，脉濡。上方加茯苓30克，白术10克，再进七剂而愈。

**【按】**清代叶天士《温热论·论湿》："通阳不在温，而在利小便。"肢厥一证，多责之于阳虚或寒凝，常法多以温补，亦有阴阳之气不相顺接者，本案虽非外感，然其脉证与湿热契合，方证相应，则效如桴鼓。故医者当机圆法治，灵活参变，"谨守病机，无失机宜"。

# 73 肺癌发热（发热）案

肺癌晚期发热，表现为身热不扬，脘腹痞满，口苦口黏者，当从湿热论治，分消走泄。湿热从三焦而解，则发热自除，故用三仁汤化裁获效。

赵某某，女，76 岁，肺癌晚期，在我院肿瘤科住院保守治疗。近一个月出现发热，每日凌晨开始发热。上午体温 38.3 ℃，下午体温稍降（37.9 ℃）。中、西药治疗不效，科内院内多次会诊，养阴、清热、益气等法遍试无功。邀余会诊：症见发热（体温 38.3 ℃），乏力，脘腹痞满，纳呆，小便黄，大便可。观其舌质红，苔黄而腻，诊其两脉濡。证属湿热郁滞，弥漫三焦，治当分消走泄，使湿热从三焦而出，投三仁汤：苦杏仁 10 克，白豆蔻 10 克，薏苡仁 30 克，木通 10 克，厚朴 10 克，滑石 30 克，法半夏 10 克，淡竹叶 10 克，甘草 10 克，砂仁 6 克，藿香 10 克，三剂。二诊：服上方第二剂后体温正常。现仍乏力，纳呆，腹满，舌质红，苔黄脉濡，上方去藿香再进三剂，未出现发热，纳呆腹满均明显减轻。

**【按】**发热一症，病因多端，特别是恶性病质患者尤为复杂。本案缘于久病、重病，脾虚运化失常，水湿停聚郁而发热。又正虚易受外邪侵袭，致湿热弥漫三焦，加之每日凌晨为少阳元气升腾，与湿热之邪两阳相搏，故每当此时即开始发热。遵吴鞠通分消走泄之法，故用三仁汤化裁收功。

# 74 化脓性脑膜炎恢复期（颤证）案

化脓性脑膜炎恢复期，多为热病伤阴，真精耗伤，水不涵木，虚风内动。滋阴潜阳，熄风止动则颤抖渐缓，故用三甲复脉汤加味获效。

李某某，男，35岁，因化脓性脑膜炎在外院住院治疗两个月后，来我院康复科做康复治疗，邀余会诊。目下症见：头、手及躯体不自主颤动，步态不稳，头晕，乏力，口干心烦，夜寐欠佳，二便可。舌质淡红，少苔，脉细略数。综观舌脉症，乃热病后真精耗伤，水不涵木，虚风内动。治当滋阴潜阳，熄风止动，方用三甲复脉汤加味：生地黄20克，麦冬15克，白芍30克，阿胶10克（烊化），酸枣仁10克，牡蛎30克（先煎），生鳖甲30克（先煎），生龟板30克（先煎），肉苁蓉10克，陈皮10克，木香6克，炙甘草5克，五剂。二诊：诉服上方无明显变化，口干稍有减轻，仍以上方五剂。三诊：服上方手足及躯体颤动有所缓解，头晕明显好转。舌质红少苔，脉细，上方再进二十剂，诸症明显缓解。

**【按】**《素问·至真要大论》云“诸风掉眩，皆属于肝”，又《温病条辨》有言热病后期，阴亏风动者有“镇肾气，补任脉”之训。且肝肾同源，本案系急性热病后恢复期，真精亏耗，水不涵木，虚风内动，当以填补真精为要，故以三甲复脉汤加味收功。

# 75 经期头痛（头痛）案

月经期前后头痛多为少阳枢机不利，风寒之邪客于头部筋脉所致。和解少阳，疏散风寒则头痛自除，故用小柴胡汤加味获效。

李某某，女，38岁，每次月经来潮前出现一侧或两侧头痛，月经过后则头痛自平。求中药治疗。刻诊：一侧头痛连及耳面，畏冷，伴恶心，夜寐欠安，纳食可，二便如常，舌质红，苔薄白，脉弦。诊为邪客少阳，经脉不利之少阳头痛，治以和解少阳，疏风散寒止痛，方用小柴胡汤加味：柴胡10克，黄芩10克，法半夏10克，干姜5克，大枣30克，炙甘草10克，当归10克，川芎6克，蔓荆子10克，党参10克，五剂药后头痛消失。嘱下次经期10日前服上方三剂，后未作头痛。

**【按】**《灵枢·经脉》“手少阳之脉……其支者……直上出耳上角”“足少阳之脉……上抵头角，下耳后”。又因胞宫与少阳关系密切，本案头痛为经血来潮诱发，治当和解少阳为主，故用小柴胡汤化裁收功。

# 76 神经衰弱（足下热）案

老年患者表现为足下热者，多为肾阴亏虚，阴不制阳使然，滋阴清热则足下热自除，故用知柏地黄汤合清骨散获效。

李某某，男，67岁，自觉双足心发热两个月，西医理化检查未发现明显的阳性体征。于2020年8月7日就诊。刻诊：两足心发热，伴腰膝酸软，小便时有不畅，大便正常，舌质红苔少，脉细，证属肾阴亏虚，阴不制阳。治当滋阴补肾，方用知柏地黄汤化裁：知母10克，黄柏10克，生地黄10克，山茱萸10克，山药10克，泽泻15克，牡丹皮10克，茯苓20克，当归10克，鳖甲20克（先煎），肉苁蓉10克，木香6克，七剂。二诊：服上方足下发热明显减轻，舌脉如前，药用中的，仍以上方七剂而愈。

**【按】**《素问·厥论》：“阳气起于足五趾之表，阴脉者集于足下而聚于足心，故阳气盛则足下热也。”本案患者年逾七七，肾气已衰，肾阴亏虚，阴不制阳而阳亢，故首发症状为足下热。治当滋阴补肾，清泄相火，故用知柏地黄汤加味收功。

# 77 噬血细胞综合征（血证）案

噬血细胞综合征表现为出血者，属中医血证范畴。表现为面色无华，神疲乏力者多为心脾两虚，脾不统血。治当补益心脾，益气摄血，故用归脾汤加味获效。

孙某某，男，8岁，确诊为噬血细胞综合征，辗转多家医院治疗，仍经常出现皮下或鼻出血，家属要求中药治疗。刻诊：面色无华，神疲乏力，心慌气短，纳食欠佳，二便可。舌质淡白，苔薄，脉细而无力。证属心脾两虚，脾不统血。治当补益心脾，益气摄血，方用归脾汤化裁：当归6克，白术6克，人参6克，炙黄芪15克，茯苓10克，酸枣仁6克，远志6克，木香3克，龙眼10克，龟甲（先煎）15克，鳖甲（先煎）15克，生姜5克，大枣5枚，红皮花生10克，七剂。二诊：服上方神疲乏力明显好转，未出现出血，舌脉如前，守上方十五剂。三诊：因家属认为此方效果好，自作主张在家服用三十余剂，其间一直未出现出血情况。

**【按】** 噬血细胞综合征病因不十分清楚，也无有效的治疗方案，中医亦无对症病名，可归属血证（出血）范畴。心主行血，脾主统血。本案患儿证候要点以面色㿠白，神疲乏力，心慌气短为主。综合舌脉特征，属心脾两虚，脾不统血。故用归脾汤化裁收功。

# 78 外感发热（阳明经证）案

外感发热表现为高热、口干，苔黄糙如芒刺者，多为阳明气分热盛，热伤津液，阴不制阳所致。泄热养阴，则发热自平。故用白虎加人参汤获效。

谭某某，女，64岁，因“内痔”住我院肛肠科。术后第三日出现发热，持续3日体温高达39.3℃，用降温药及抗生素等，体温稍降复升。理化检查未发现明显感染征象。邀余会诊。症见：发热面红，口干欲饮，不咳，二便可。观其舌质偏红，苔黄厚糙而干如芒刺，诊其两脉细数略浮。证属阳明气分热盛，伴气津两伤，投白虎加人参汤加味：白人参10克，知母10克，石膏30克，甘草6克，粳米50克，金银花15克，连翘10克，一剂。二诊：服上剂后夜间体温转为正常。第二日上午仍觉有发热（体温37.8℃），口干、乏力，舌质红少苔，苔黄而干，脉细略数。上方再进一剂。三诊：体温正常，唯乏力，二便可。舌质红，苔薄黄，脉细。上方去金银花、连翘，再进一剂而愈。

**【按】**白虎汤系仲景伤寒阳明经证而设，以“大汗、大热、大渴、脉洪大”为主症。本案患者以发热、口渴、乏力为主症，阳明经证显然，兼气津两伤之候。治当清泄阳明实热，佐以养元养阴，又以银翘透表达邪外出，故用白虎加人参银花连翘汤而收功。

# 79 顽固性头痛（头痛）案

顽固性头痛缠绵难愈，常法不效，多责之于痰与瘀，痰消瘀清则头痛自除。故用温胆汤合桃红四物汤加味获效。

高某某，男，61岁，反复发作头痛多年，中西医诊治不效，转求中药治疗。于2016年5月16日就诊，头痛头冷，遇寒加剧。头汗出，暑月天气仍以多层帽子裹头，但身着短衣短裤。舌质淡红，苔薄黄，脉弦细。血压174/104 mmHg，心率91次/分。考虑为肝阳上亢所致，拟天麻钩藤饮加夏枯草七剂，不效。二诊：诸症同前，舌质红，苔薄黄，脉弦细，血压134/104 mmHg，上方加羌活6克，七剂。三诊：头痛稍有减轻，但头所戴帽子未减。血压160/100 mmHg，上方七剂。四诊：服上方无明显变化，血压156/98 mmHg，上方加蔓荆子10克。五诊：头痛有所减轻，头汗减少，帽子层数减少，舌质红，苔薄白，脉弦细。考虑用药一月效果不十分明显，改弦易辙投羌活胜湿汤七剂以观。六诊：病情变化不大，仍头汗出，头痛头冷，舌脉如前，上方加桂枝10克，白芍30克，七剂。七诊：仍头痛头冷，头汗出，较之首诊虽有好转，但效果不理想。顿悟“百病皆由痰作祟”“久病从瘀治”一说，从痰从瘀立论，用二陈汤合桃红四物汤化裁：法半夏10克，陈皮10克，茯苓20克，胆南星10克，桃仁10克，红花5克，当归10克，川芎10克，白芍30克，生地黄15克，桂枝10克，甘草10克，七剂。八诊：服上方头痛头冷头汗明显减轻，帽子已摘除，间有耳闭，上方加石菖蒲10克，七剂。九诊：头痛已除，近几日小腿肌肉痛，余无异常，上方去石菖蒲加白术，七剂。十诊：患者无明显不适，甚是高兴，舌脉如常，拟参苓白术散十剂调理，半年后随访未复发。

**【按】**本案患者顽固性头痛多年，多方诊治不效，转求中药治疗。服药月余，效不显，盖常法未得其要，后改弦易辙，另辟蹊径，从痰从瘀论治，疗效满意。正所谓怪病怪治，奇病奇治。故医者遇到棘手问题必须拓宽思路，知常达变。

# 80 老年性耳鸣（耳鸣）案

老年性耳鸣，多为肝肾亏虚，耳窍不荣所致。肝肾得补，耳窍得荣而通畅，则耳鸣自除。故用左归饮加味获效。

孙某某，女，65岁，反复出现耳鸣多年，迁延难治。于2017年7月8日就诊。刻诊：头晕，耳鸣，头中嗡嗡作响，夜间尤甚，伴腰膝酸软，小便多，大便正常。舌质红，少苔，脉细。证属肝肾阴亏，上窍不荣，治当滋阴补肾，活血通窍，方用左归饮加味：熟地黄15克，山茱萸10克，山药10克，牛膝15克，枸杞子15克，天麻10克，龟甲胶10克（烊化），当归10克，川芎10克，羌活10克，石菖蒲10克，红花5克，肉苁蓉10克，锁阳10克，木香6克，炙甘草10克，七剂。二诊：服上方耳鸣、头中鸣响减轻，余证同前。舌质红，苔少，脉细。上方做蜜丸调服一月而愈。

**【按】** 老年性耳鸣十分普遍，苦不堪言。《灵枢·口问》："故上气不足，脑为之不满，耳为之苦鸣。"本案患者年过八八，肝肾阴亏，上窍失荣，脑髓空虚，不养耳目，故耳鸣脑鸣。治当补肾填精，佐以活血通络，故用左归饮加味收功。

# 81 功能性消化不良（泄泻）案

功能性消化不良表现为下利稀便，完谷不化，甚或肛门坠胀者，多为脾虚气陷，清阳不升反降使然。健脾益气，升阳举陷，则脾气升而泻利止，故用补中益气汤加味获效。

周某某，男，36岁，因外伤致多处骨折及多脏器挫伤在我院骨科住院三个月，后转入康复科做康复治疗。近十日出现腹泻，每日十余次，大便常规及相关检查未发现明显异常，考虑“功能性腹泻”“肠道菌群失调”等，治疗无效，邀余会诊。刻诊：腹泻稀水便，每日十余次，夹未消化食物，无赤白脓血，无里急后重，伴腹胀纳呆，神疲乏力，肛门有坠胀感。小便可，舌质淡，苔薄白，脉细无力。证属脾虚气陷，清阳不升反降。治当健脾益气，升阳举陷为主，用补中益气汤加味：黄芪30克，红参10克，白术10克，当归10克，升麻10克，柴胡10克，粉葛30克，陈皮10克，干姜6克，赤石脂20克，粳米50克，大枣30克，炙甘草10克，三剂。二诊：大便每日3～5次，时有成形。舌质淡红，苔薄白，脉细，上方再进三剂。三诊：大便正常，神疲乏力，腹胀纳呆等症状明显改善。用参苓白术散加焦三仙，七剂而愈。

**【按】**《素问·阴阳应象大论》：“清气在下，则生飧泄。”又因《医宗必读·泄泻》治泻九法中有升提一法。本案患者外伤又住院日久，加之平素体质虚弱，脾虚不运，中气下陷，清阳不升反降，而成飧泄一症，治当健脾益气，升阳止泻。故用补中益气汤加味收功。

**图书在版编目（CIP）数据**

正于堂医案 / 杨征宇主编. -- 长沙 : 湖南科学技术出版社, 2025. 1. -- ISBN 978-7-5710-3037-7

Ⅰ. R249.1

中国国家版本馆 CIP 数据核字第 20242K5Z05 号

ZHENGYUTANG YI'AN

**正于堂医案**

主　　编：杨征宇

出 版 人：潘晓山

责任编辑：王　李　谢俊木子

出版发行：湖南科学技术出版社

社　　址：长沙市芙蓉中路一段 416 号泊富国际金融中心

网　　址：http://www.hnstp.com

湖南科学技术出版社天猫旗舰店网址：

http://hnkjcbs.tmall.com

邮购联系：0731-84375808

印　　刷：长沙市雅高彩印有限公司

（印装质量问题请直接与本厂联系）

厂　　址：长沙市开福区中青路 1255 号

邮　　编：410153

版　　次：2025 年 1 月第 1 版

印　　次：2025 年 1 月第 1 次印刷

开　　本：710 mm×1000 mm　1/16

印　　张：6

字　　数：68 千字

书　　号：ISBN 978-7-5710-3037-7

定　　价：32.00 元